El poder curativo del ajo

El poder curativo del ajo

Dr. Stephen Fulder

Traducción de Liliana Hormigo

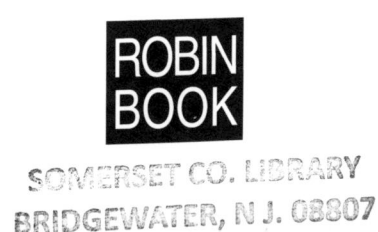

Título Original: *The Garlic Book.*
© Stephen Fulder
© 2016 Redbook Ediciones s. l., Barcelona
Diseño cubierta: Regina Richling.

ISBN: 978-84-9917-405-1
Depósito legal: B-20.765-2016
Impreso por Sagrafic, Plaza Urquinaona 14, 7º-3ª 08010 Barcelona

Queda rigurosamente prohibida, sin la autorización escrita de los titulares del copyright y bajo las sanciones establecidas en las leyes, la reproducción total o parcial de esta obra por cualquier medio o procedimiento, comprendidos la reprografía y el tratamiento informático, y la distribución de ejemplares de la misma mediante alquiler o préstamo públicos.

Impreso en España - *Printed in Spain*

Agradecimientos

Mi inmenso agradecimiento a los muchos expertos que tan amablemente me han enviado material e información para elaborar este libro, y especialmente al doctor Larry Lawson, pionero y líder en la investigación biomédica del ajo y sus facultades curativas. Gracias a David Roser, por apuntar la necesidad de un libro de divulgación que aclarara la contribución del ajo a la salud de nuestro corazón y nuestro sistema circulatorio. Gracias también a John Blackwood por su ayuda en la redacción final del texto y por las muy estrechas y fructíferas conversaciones que tuvimos en el proceso.

Prefacio

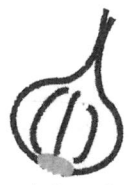 La mayoría de la gente conoce el ajo sólo como un aliño gastronómico, un aliño, ciertamente, presente en la mayor parte de las cocinas del mundo. Pero, los científicos han empezado recientemente a darse cuenta de la validez de algo que los terapeutas de la medicina holística habían sabido desde mucho antes: que el ajo es una valiosa medicina natural con multitud de usos y propiedades curativas. El ajo ha sido muy utilizado para tratar multitud de infecciones, que se extienden desde la tos y los resfriados hasta los trastornos estomacales o de la piel. Este popular tubérculo es conocido por ser especialmente efectivo contra la candidiasis crónica, una infección producida por la levadura *Candida albicans* que es cada vez más común en nuestra sociedad.

Más allá de su empleo contra las infecciones, el ajo ocupa una posición privilegiada en la lucha contra los trastornos cardiacos, una posición en la que ningún otro remedio lo iguala. En estos dos aspectos, el ajo ofrece innumarables ventajas sobre los fármacos convencionales. Las podríamos resumir así:

🧄 *El ajo actúa simultáneamente en varios sentidos.* Puede reducir significativamente los niveles de colesterol y grasa (lípidos) en sangre, y es, probablemente, tan efectivo como los fármacos que se usan normalmente para este propósito. Al mismo tiempo, el ajo puede causar suaves reducciones en la presión arterial. También «aclara» la sangre y previene la coagulación o la trombosis en los vasos sanguíneos. En otras palabras, el ajo protege al corazón y al sistema circulatorio contra las tres causas principales de la arteriosclerosis y los ataques cardiacos.

No existen fármacos convencionales que actúen simultáneamente en estos tres aspectos críticos. Los fármacos reductores del colesterol reducen, en efecto, el colesterol y las grasas y tienen algún efecto anticoagulante, pero no tienen ningún efecto sobre la presión arterial. Asimismo, hay fármacos que reducen la presión arterial, pero no afectan en ningún sentido al colesterol o a la coagulación de la sangre, y también hay anticoagulantes suaves que no poseen ninguna de las demás propiedades.

🧄 *El ajo es seguro.* Todos los fármacos (e incluso, en ocasiones, algunos alimentos medicinales) tienen efectos secundarios. Pero, en el caso del ajo, éstos son tan mínimos que el Ministerio de Salud alemán declaró esta planta como de «efectos secundarios no conocidos». Son muy pocas las personas que presentan reacciones adversas al ajo fresco, tanto alergias cutáneas al cortarlo o tocarlo, como reacciones digestivas tales como nauseas y eructos, pero estos efectos no duran mucho, y se refieren sólo al ajo fresco. Las tabletas, píldoras, cápsulas o comprimidos fabricados a partir del ajo no producen estos efectos. Por otra parte, los fármacos usados en el tratamiento de las enfermedades coronarias, la angina de pecho (angor), los niveles altos de colesterol y otros síntomas de arteriosclerosis sí producen efectos secundarios. En el caso de los fármacos usados para mejorar la presión arterial, por ejemplo, los efectos secundarios van desde los desarreglos gástricos y las depresiones leves hasta el asma y la impotencia sexual. Cuando se usa para combatir las infecciones, el ajo no causa los efectos secundarios que suelen presentar algunas personas al ser tratadas con antibióticos; además, no existe ningún riesgo de que las bacterias desarrollen una resistencia específica al ajo, cosa que sí ocurre, en algunos casos, con los antibióticos cuando son administrados a la misma persona por largos periodos de tiempo. El ajo es un alimento medicinal inocuo, y millones de personas lo consumen diariamente en todo el mundo. Ha sido un excelente alimento durante miles de años, y tras su ingesta nunca se han observado efectos negativos para la salud, sino más bien innumerables beneficios.

El ajo es un verdadero remedio preventivo. El ajo es un remedio natural que puede ser incorporado fácilmente a cualquier régimen alimenticio. Su consumo nunca ha causado ninguna sensación adversa ni ningún efecto adictivo. El ajo constituye una ayuda ideal contra la arteriosclerosis siempre que los signos de este transtorno sean todavía leves. Si, por ejemplo, usted tiene unos niveles de colesterol que se sitúan en la zona intermedia, por encima de los 5,2 mmol/l (o 200 mg/100 ml), pero por debajo de 6,5 mmol/l (o 250 mg/100 ml), o si su presión sistólica está alrededor de 150, su consejero médico probablemente rechazará la idea de iniciar el tratamiento prescribiéndole fármacos, cuyo uso se reserva para casos más serios y graves. En vez de eso, lo más normal es que se limite a mencionarle que no abuse de las grasas saturadas, ni del tabaco, que haga un poco de ejercicio... y, probablemente, le echará un pequeño sermón sobre su poco saludable estilo de vida. La medicina moderna está muy avanzada en lo que respecta a la prescripción de tratamientos, pero no lo está tanto en el fomento de la instrucción preventiva. Hay algo que todavía puede hacerse para detener la epidemia de enfermedades del corazón. Aquí es donde el ajo entra a jugar su papel principal, en el espacio intermedio donde la prevención es necesaria y el tratamiento no.

El ajo es la «medicina del pueblo». El ajo no es algo difícil de encontrar, ni precisa de las explicaciones de expertos doctores. Es parte de nuestra cultura y nuestra herencia como seres humanos. Está respaldado por miles de años de tradiciones y uso fiable. Incluso en la Antigüedad era conocido como «la poción del campesino», ya que la gente sencilla del campo podía usarlo para curarse a sí misma sin tener que recurrir a caros y sofisticados medicamentos. Y, hablando del precio, el ajo no es más caro que la «comida basura» a la que podría sustituir... En realidad tiene un precio realmente asequible. Incluso en su presentación en forma de cápsulas o píldoras es más barato que la inmensa mayoría de los fármacos.

🧄 *El ajo puede resultar un placer.* El ajo es más que una medicina; su sabor constituye una parte clave de la mayor parte de la gastronomía mundial. Aquellos a quienes les gustan consumirlo habitualmente saben que el ajo enriquece enormemente sus dietas; si a usted le desagrada su sabor, puede empezar tomándolo en cápsulas o tabletas, y seguro que acabará apreciándolo en poco tiempo. El ajo se adecua perfectamente al tipo de dietas que le ayudarán a prevenir problemas cardiovasculares.

Este libro le proporcionará la información que necesita para hacer que el ajo llegue a formar parte de su vida diaria. La prevención de las enfermedades cardiacas es el aspecto curativo más importante del ajo; este punto constituye el tema principal del libro, y será tratado en todos sus aspectos. Usted aprenderá cómo y por qué sobrevienen los trastornos del corazón, y cómo el ajo puede ayudarle a prevenirlos y controlarlos. Así, se ofrecen sugerencias sobre cómo incluir este alimento curativo en una dieta saludable. También se comenta brevemente en este libro el uso tradicional del ajo como medicina natural, así como su empleo en el tratamiento de varias infecciones comunes. Finalmente, se proporciona información acerca de los diversos tipos de productos de ajo que se pueden encontrar en el mercado, y cómo incorporarlos a un régimen que le asegure el máximo de salud.

Un conocido refrán francés lo dice todo:
L'ail est sante. Mangez de l'ail
(El ajo es salud. Cómelo).

1. El potencial del ajo

Hoy en día encontramos productos fabricados a partir de ajo fresco en las estanterías de la inmensa mayoría de las farmacias, y, por supuesto, en todas las tiendas de dietética y los herbolarios. También en algunos supermercados podemos encontrar píldoras de ajo en las secciones de alimentos dietéticos, además de los propios ajos frescos, que se hallan habitualmente en las secciones de verduras. Al ajo se le da tanto protagonismo en los medios de comunicación como a cualquier nuevo descubrimiento farmacológico, y mucho más que a la mayoría de los demás remedios de la fitoterapia. En los periódicos de todo el mundo han aparecido y siguen apareciendo artículos que informan sobre los beneficios para la salud que se obtienen con el ajo. Un extenso artículo aparecido en el *New York Times,* el 27 de julio de 1994, iba encabezado por un dibujo de una mujer buscando ajos en la sección de vegetales de un supermercado, bajo un letrero que rezaba: «Sólo bajo prescripción médica». El artículo destacaba que la venta de ajos había alcanzado los 100 millones de dólares al año en Estados Unidos. Otros datos indican que se consumen alrededor de 300 millones de comprimidos o cápsulas de ajo al año en Gran Bretaña (de hecho, el número de europeos que toman cápsulas de ajo a diario es de unos cinco millones de personas).

Todavía más significativo: las publicaciones científicas y médicas, desde el *Scientific American* hasta *The Lancet,* han publicado rigurosas investigaciones sobre el ajo y su poder curativo. En su libro *El ajo: ciencia y aplicaciones terapéuticas del* Allium sativum *y especies relacionadas,* el doctor Heinrich Koch de Alemania y el doctor Larry Lawson de Estados Unidos retomaron esta investigación y llegaron a listar 2.240 artículos científicos publicados sobre el ajo.

Nadie es capaz de proclamar hoy que el poder curativo del ajo es un cuento chino. Como tampoco nadie se atreve ya a poner en duda que la efectividad terapéutica del ajo posee un respaldo científico.

Por supuesto, no hay muchas cosas nuevas que decir acerca del uso medicinal del ajo, ya que es uno de los más antiguos remedios que conoce el ser humano y ha sido usado con una amplia variedad de fines hasta hace un siglo. Sólo desde entonces, y durante un periodo de tiempo relativamente corto, el ajo desapareció como medicina popular, al igual que muchas hierbas y plantas, a favor de los fármacos sintéticos.

Ahora, de todos modos, el ajo está empezando a ser redescubierto. Todos estamos empezando a comprender que su carácter benéfico para la salud está altamente vinculado a algunos de los más extendidos problemas de salud de nuestro tiempo.

Principales usos del ajo

Lo primero y más importante: el ajo es un remedio preventivo contra las enfermedades cardiacas. La antigua sabiduría de la medicina oriental mantiene que el ajo reduce la cantidad de grasas en la sangre y protege el corazón. Los libros tradicionales sobre hierbas y los profesionales fitoterapeutas y naturópatas siempre recomiendan ajo a aquellas personas con problemas circulatorios que presentan riesgo de sufrir ataques de corazón. Así, mantienen que el ajo abre los vasos sanguíneos y «aclara» la sangre, algo que ha sido confirmado, como veremos, por las más modernas investigaciones médicas y científicas. El exceso de grasa y de colesterol en la sangre es una de las principales causas del aumento de las obstrucciones arteriales y, por consiguiente, de las disfunciones del corazón, ataques cardiacos (o infartos) y embolias. El ajo reduce los niveles de grasa y colesterol de la sangre, y esto lo convierte en un producto tan bueno como los fármacos que se usan hoy con ese objetivo (e incluso nos atreveríamos a decir que es mejor que éstos).

Los estudios realizados por algunos de los principales centros de investigación en Estados Unidos han confirmado que el ajo «aclara» en verdad la sangre al reducir su tendencia a la coagulación. Dicha función la realiza a dosis bastante bajas, ya que se ha comprobado a través de estudios de laboratorio que menos de un diente de ajo al día puede tener un efecto bastante significativo. Al poder obstruir repentinamente los vasos sanguíneos, los coágulos se convierten en una de las principales causas de los ataques cardiacos, la angina de pecho y la apoplejía; el ajo puede influir directamente en reducir la posibilidad de que estos trastornos graves se produzcan. Además, el ajo es lo que comúnmente se llama un remedio «calorífico». Esto es algo que todos podemos confirmar por nosotros mismos, ya que todos sabemos lo picante y ardiente que es el ajo fresco. Pero lo que quizá no sepamos es cuál es el efecto que tiene este acaloramiento en nuestro cuerpo: nos hace sudar y eliminar toxinas y también reduce la presión arterial, dos ventajas adicionales en la lucha contra los trastornos del corazón.

Así, el ajo ofrece un tipo de protección múltiple y extensa que, en parte, los fármacos sintéticos no pueden ofrecer. Su efecto es más tenue que el de algunos fármacos (no todos). Por ejemplo, el ajo reduce los niveles de colesterol en la misma medida en que lo hacen los fibratos, como el bezafibrato, pero menos que los más potentes reductores del colesterol, como la simvastatina. Asociado a un régimen adecuado para prevenir problemas cardiovasculares (incluyendo una dieta sana, ejercicio físico y una vida diaria relajada), el ajo puede constituir una auténtica y vital contribución a la prevención de enfermedades cardiacas. Y, sobre todo, es inocuo. El ajo es un alimento que millones de personas incluyen en sus dietas a diario a lo largo de toda la vida, y sin el riesgo de soportar efectos secundarios que atenten contra su salud. En la literatura médica no hay evidencia alguna de que existan efectos adversos debidos al consumo de ajo, siempre que se tome con fines médicos y a dosis normales.

La otra aplicación importante del ajo se centra en la prevención y tratamiento de infecciones. El ajo se ha demostrado efectivo en la destrucción de numerosas bacterias y hongos perjudiciales. Abundantes pruebas de laboratorio han demostrado que, aunque es más suave y menos potente que los antibióticos modernos, el ajo posee un campo de acción más amplio que algunos de ellos, y que es, por descontado, más inocuo. Por este motivo, esta planta puede representar un importante papel en el autotratamiento de muchos de los problemas de salud crónicos y poco severos como, por ejemplo, infecciones de la boca, garganta y pecho (es decir, resfriados, toses, bronquitis, sinusitis, laringitis, etc.); infecciones del estómago, tales como diarreas y gastroenteritis; infecciones de la piel, como el pie de atleta o la tiña; e infecciones del sistema genitourinario, como la cistitis o las aftas. El ajo puede ser especialmente efectivo contra la candidiasis, una afección cada vez más extendida y habitual. Para obtener los mejores resultados, sin embargo, la curación con ajo debería combinarse con otros métodos de cuidado personal.

También debemos tener en cuenta las cualidades del ajo como sabroso y nutritivo componente de nuestras dietas, un alimento disfrutado hoy por la mayor parte de la población mundial. Aun tomado como simple alimento, sigue manteniendo sus propiedades curativas, siempre que se ingiera en cantidades significativas (al menos un par de dientes al día). Pero lo importante, como veremos, es que el ajo debe ser levemente aplastado o machacado antes de consumirlo, ya que sólo así libera sus valiosos ingredientes medicinales. Tras ser presionado, aplastado o triturado, el ajo libera una cascada de sustancias intensamente aromáticas. La química de estas sustancias se comentará en un capítulo posterior.

La popularidad del ajo

No es sorprendente, entonces, que en los últimos años se haya producido un espectacular incremento del estatus medicinal del ajo en todo el mundo. Respaldado por una abundante investigación científica, el mensaje de su significado curativo es claro. Ya que las enfermedades del corazón son actualmente una de las principales causas de muerte en los países desarrollados, los esfuerzos se han dirigido a buscar remedios naturales que puedan ayudar a las personas a tratarse sin sufrir efectos secundarios. Los médicos han mostrado también un creciente interés en el tema, principalmente porque los fármacos convencionales elaborados con el fin de reducir los niveles de colesterol en la sangre conllevan, con frecuencia, unos indeseados efectos colaterales. Además, tomando como ejemplo Estados Unidos, dado que alrededor de dos tercios de la población adulta de dicho país ha aumentado sus niveles de colesterol (es decir, por encima de 5,2 mmol/l, o 200 mg/100 ml), dos de cada tres estadounidenses deberían ser administrados con fármacos comerciales, lo que sin duda parece algo excesivo (este ejemplo se puede hacer extensible a la población de otros muchos países). Sin embargo, es comprensible que la mayor parte de los médicos sean reacios a convertir a la mayoría de la población en pacientes medicados.

La respuesta natural se encuentra en el ajo. Mientras estaba dando una de mis charlas en una emisora de radio, el presentador comentó que él había ido a consultar acerca de su salud cardiaca a un especialista de un importante hospital. Le dijo al doctor que no era fumador, que se encontraba razonablemente en forma y que no comía en exceso, y le preguntó qué más podía hacer para reducir el riesgo de un ataque al corazón. El médico le sugirió: «Relájese y tome ajo».

Este consejo también ha sido ya adoptado por la mayoría de los médicos en Alemania y otros países desarrollados. Después de tantas evidencias, la Comisión de fármacos del Ministerio de Salud alemán decidió que el ajo es una medicina «para asistir mediante tratamiento dietético los incrementos de grasa en la sangre» y para «prevenir los trastornos circulatorios relacionados con la edad avanzada». Los productos de ajo se convirtieron, ya hacia 1990-91, en el *bestseller* de los remedios expendidos en las farmacias alemanas. El uso culinario del ajo fresco no está tan extendido en Alemania como en otros países, y muchos alemanes prefieren consumirlo en cápsulas o tabletas. En Alemania, la popularidad como medicina de dichos preparados es en verdad asombrosa. Cerca de un millón de alemanes toman regularmente productos de ajo, la mayoría como prevención de enfermedades coronarias.

En Japón, los preparados de ajo también están aceptados por el Ministerio de Sanidad debido a su poder para reducir la presión arterial.

El ajo aparece en las guías oficiales de fármacos de numerosos países, incluidos España, Francia, Suiza y otros muchos. No obstante, en los países del sur de Europa el consumo de ajo fresco nunca ha dejado de ser una tradición viva.

Similar difusión ha tenido lugar en Gran Bretaña. Según una reciente encuesta, el 10 % de la población británica ha utilizado el ajo (o productos de ajo) con fines medicinales. Las autoridades médicas británicas no han aceptado todavía que el ajo es efectivo en el tratamiento de trastornos circulatorios. No obstante, sí han reconocido su uso para combatir infecciones. Gran parte del consumo de productos de ajo en Gran Bretaña se orienta a combatir infecciones de estómago, garganta, boca, pecho y órganos del aparato genitourinario, empleos para los que también existe el respaldo de la investigación científica. El Ministerio de Salud británico permite proclamar a los fabricantes de estos productos que el ajo es «un remedio tradicionalmente usado para el tratamiento de los síntomas del resfriado común y la tos», y también «para el alivio temporal de los síntomas de la rinitis y el catarro». Esto viene a demostrar que los expertos británicos en medicinas, aunque extremadamente conservadores por naturaleza, reconocen el potencial curativo del ajo. No hay duda de que el ajo es ya una medicina natural inmensamente popular, ampliamente aceptada en todo el mundo y que, además, comienza a ser firmemente reconocida por la comunidad médica.

¿Alimento, medicina o ambas cosas?

Podría parecer extraño que un alimento pueda ser también una medicina. Pero, en realidad, ¿podría usted ir a los estantes de su cocina y desplegar toda una botica de productos naturales con facultades curativas? Para cualquiera con experiencia en remedios herbáceos o fitoterapia, o para cualquiera que haya vivido desde dentro la rica tradición cultural de países como India o China, no hay duda de que la respuesta es afirmativa. Los alimentos pueden ser medicinales, y, a su vez, muchos productos medicinales no son sino alimentos. Existe un amplio acuerdo sobre el hecho de que al incorporar alimentos especiales a la dieta se ayuda a prevenir y tratar multitud de problemas de salud. Algunos ejemplos habituales en Occidente los encontramos en el extendido uso de fibra para facilitar la digestión, o de avena, cebada y té para reducir los niveles de colesterol, o de vegetales con beta-caroteno para prevenir el cáncer, o de aceite de oliva para ayudar a prevenir trastornos cardiacos, entre otros. En algunas sociedades, el conocimiento de estos usos es muy amplio, tanto que toma años aprenderlo por completo. Esto pude comprobarlo de primera mano en India, donde, en las familias tradicionales, la madre establece el menú diario escogiendo aquellos alimentos, vegetales y especias que son adecuados para el lugar, la estación del año y el clima en el que se encuentran, además de tener en cuenta si existe o no alguna especial predisposición a trastornos o problemas de salud concretos en el seno familiar.

Las especias están en la frontera entre los alimentos y las medicinas. Hoy nos resultaría chocante pensar en las especias que guardamos en la cocina como en auténticas medicinas. Sin embargo, considere la «bomba» que supone para el cuerpo la ingesta de sólo unos pocos granos de pimienta, o el efecto anestésico que produce mascar dientes de ajo para las encías inflamadas, o la milagrosa manera en que una taza de infusión de salvia puede aliviar un resfriado o una de tomillo puede acabar con una inflamación de garganta, y cómo la cebolla con miel puede detener la tos.

Cualquiera que haya podido comprobar cómo el anís o las semillas de hinojo pueden reducir un trastorno estomacal, o cómo un trozo de jengibre puede librarnos de un malestar matinal, o cómo el apio o la semilla de perejil detienen las infecciones de las vías urinarias y del estómago, o cómo la regaliz puede sanar una úlcera gástrica, cualquiera que haya comprobado alguno de estos casos u otros muchos podrá decir que conoce ya algo del poder curativo de los alimentos. Desafortunadamente, este conocimiento ha ido perdiéndose en la sociedad moderna.

Las hierbas y especias culinarias pueden tener distintas ventajas al ser usadas como medicinas. En primer lugar son extremadamente seguras e inocuas y, al contrario que muchos fármacos modernos, no pueden dañar nuestra salud al ser usadas para tratar trastornos o enfermedades. En segundo lugar, son baratas y rápidamente disponibles en cualquier lugar del mundo. El ajo, por ejemplo, se encuentra en todas partes y es bastante más económico que cualquier fármaco reductor del colesterol. En tercer lugar, las especias pueden ser efectivas para trastornos leves para los que el uso de fármacos sería excesivo e innecesario; muchos de los ligeros problemas de salud cotidianos, desde la indigestión hasta el dolor de cabeza, pueden ser tratados con alimentos medicinales sin necesidad de acudir a la consulta médica. En cuarto lugar, los alimentos curativos pueden prevenir enfermedades, mientras que la medicina convencional no ofrece casi nada —excepto vacunas— para fortalecer la resistencia a las enfermedades. En quinto lugar, las especias tienen algunos importantes beneficios nutritivos: proporcionan vitaminas extra, minerales y otras sustancias alimenticias. Y, finalmente, las hierbas y especias son parte de nuestra cultura, la verdadera «medicina del pueblo».

Siguiendo la costumbre de millones de personas durante miles de años, todos podemos incluir las hierbas y especias, especialmente el ajo, en el cuidado natural diario de muchos de los problemas de salud más habituales, con lo cual nos evitaremos esa innecesaria dependencia respecto de los profesionales de la medicina.

2. Breve historia del ajo

La humanidad y el ajo han tenido una larga y apasionante relación.

El ajo, como planta cultivada, ha necesitado del cuidado del ser humano para asegurarse su propagación. Y, de la misma forma, el hombre ha necesitado el ajo para preservar su salud, su bienestar y su vigor. Este libro trata principalmente de la actualidad, de las modernas investigaciones que se han llevado a cabo sobre el ajo y de lo que esta planta puede hacer para ayudar al ser humano en el tratamiento de las enfermedades más comunes relacionadas con el corazón. Dado el incremento actual de esta clase de trastornos, la situación es urgente, y la necesidad de que la investigación científica respalde el uso de este tipo de remedios naturales es mucho más importante de lo que puede parecer a simple vista.

De todas formas, para empezar a preparar el escenario, comentaremos con detalle la historia del ajo, algo fascinante tanto en su apreciación alimentaria como medicinal.

El ajo en la Antigüedad

Desentierre usted el pasado y encontrará el ajo en todas partes. Pequeñas figuras de arcilla en forma de bulbos de ajo han sido encontradas en un cementerio egipcio de hace 6.000 años, en El Mahasana. La misma tumba del faraón Tutankhamón contenía seis cabezas de ajo secas; tal vez estuvieran allí para proporcionarle el sustento esencial durante su largo viaje a la otra vida. Los egipcios apreciaban enormemente el ajo, no sólo como enriquecedor de la dieta sino también como efectiva medicina. Un texto médico egipcio de hace unos 3.500 años, el papiro de Ebers, relaciona veintidós recetas de ajo usadas para tratar infecciones de estómago, forúnculos cutáneos, estados de debilidad y problemas glandulares.

El ajo fue alimento de los antiguos faraones, y fue apreciado también por su sabor y sus propiedades fortalecedoras y nutritivas por el pueblo llano. Según la Biblia (Números 11; 4-6), en su travesía del desierto, los judíos llegaron a aburrirse tanto de su monótona dieta de maná que suspiraban por la comida egipcia aderezada con ajo, aunque ésta hubiera sido su comida de esclavos. Los antiguos griegos eran también entusiastas del ajo, y hasta Aristóteles lo recomendaba como tónico. Los romanos, asimismo, siguieron el arquetipo mediterráneo en lo que a consumo de ajo se refiere. Virgilio loaba sus poderes restauradores para los campesinos durante la larga y fría época de la cosecha. Las legiones romanas acostumbraban a plantar ajo allá donde se instalaban, junto a los muros de sus campos y fortificaciones. Ellos mantenían la creencia de que el ajo los hacía más feroces y agresivos en el combate. De hecho, entre los soldados romanos se solía decir «ojalá que no comas ajo», lo que equivalía a un «ojalá que no te llamen a filas».

A lo largo de la historia, el ajo ha sido valorado no sólo como medicina, sino también como alimento. El griego Hipócrates de Cos, considerado el patriarca de la medicina moderna, alababa las virtudes del ajo como reductor de la retención de líquidos en el cuerpo, calmante de los trastornos estomacales y curativo de infecciones e inflamaciones. Uno de sus remedios para la infección pulmonar era el siguiente: «Y si reconoces en él [el paciente] signos de supuración, el enfermo debe comer ajo crudo en grandes cantidades y beber vino puro y noble por la tarde y antes de ir a dormir. Si por ello erupciona el pus, tanto mejor».

Dioscorides, el médico romano cuyo conocimiento de las plantas ha sido inspiración de herbolarios y fitoterapeutas hasta la actualidad, dijo: «El ajo [...] aclara la voz y calma la tos incontrolada cuando se come crudo o hervido. Hervido con orégano, mata los piojos y las chinches cameras. Limpia las arterias. Calentado y mezclado con miel, el ajo es una buena pomada para los ojos enrojecidos; también evita la calvicie. Con sal y aceite, cura el eczema. Con miel, cura el acné, la lepra y el escorbuto. Hervido con piñones de piña e incienso, alivia el dolor de muelas al hacerse enjuagues con el brebaje resultante. Al mezclarlo con hojas de higuera y cominos da una excelente cataplasma contra la mordedura de musaraña. Una salsa de ajos machacados y olivas negras trituradas es un perfecto diurético. Además, es útil contra la hidropesía».

Galeno, otro de los verdaderos padres de la medicina, lo denominó el «curalotodo del campesino» *(theriacum rusticorum)*; y Cayo Plinio Cecilio Segundo, llamado Plinio *el Viejo*, gran estudioso romano que dejó, entre otras, una gran obra de historia natural, compiló una asombrosa lista de más de cincuenta trastornos que podían ser curados con ajo. Plinio el Viejo murió mientras observaba la erupción del Vesubio que arrasó Pompeya, bajo cuyas cenizas se encontraron, por supuesto, restos que evidenciaron el abundante empleo del ajo.

El ajo en la Edad Media

Al parecer, los romanos introdujeron el ajo en Inglaterra, donde llegó a ser muy apreciado como condimento para cocinar el ganso. A lo largo y a lo ancho de la Europa medieval y renacentista, el ajo llegó a ser parte de la vida diaria, y su sabor no fue sino motivo de diversión y chiste. Una fuente contemporánea menciona cómo Enrique IV de Francia, que reinó entre 1589 y 1610, masticaba ajo y tenía «un aliento capaz de derribar a un buey a veinte pasos». Al mismo tiempo, sus propiedades curativas fueron ensalzadas por los principales herbolarios de la época. Según su teoría de los elementos y los humores, el ajo fue apreciado por su enorme poder «calorífico y deshidratante», y fue, por tanto, usado para combatir las enfermedades «frías» y «húmedas», incluido el catarro, los forúnculos cutáneos, diversas infecciones y la circulación lenta de la sangre. Según William Turner, herbolario personal de la reina Isabel de Inglaterra, el ajo «aligera tanto la digestión como la sangre», al eliminar cualquier obstrucción en ambos casos. Esta afirmación es hoy, por supuesto, de gran interés para nosotros.

El ajo y las clases sociales

Hacia el año 1600, en la Europa septentrional y protestante comenzó a difundirse un prejuicio sobre el carácter picante del ajo. Esta planta se convirtió en uno de los signos distintivos de clase social, y comenzó a verse como alimento de gente humilde y campesina, no adecuado para los refinados paladares de las clases altas. Este hecho se evidencia en la escena segunda del acto tercero de la obra teatral *Medida por medida*, de William Shakespeare, una de las llamadas comedias «amargas» del dramaturgo inglés. En ella, Lucio dice del duque que su fama «llegaba hasta la boca de esos mendigo que huelen a ajo...». En 1699, en su libro sobre ensaladas, el famoso periodista John Evelyn escribió del ajo: «Prohibimos absolutamente su entrada en nuestras ensaladas a causa de su intolerable fetidez». De manera harto curiosa, se entendía que italianos, franceses y españoles lo comieran, así como los campesinos (especialmente si vivían en lugares húmedos) y los marineros, pero fue definitivamente considerado indigno de las *ladies* y los *gentlemen* ingleses. Durante el siglo XIX, este mismo desagrado fue bien expresado por una gurú culinaria local, la señorita Beeton. Tal y como escribió en su libro *Book of Household Management* (*El libro de la intendencia doméstica*), «el olor de esta planta es generalmente considerado ofensivo... Tuvo mejor reputación con nuestros ancestros que con nosotros, aunque es usado todavía como condimento o especia».

Esta aversión al ajo se difundió gracias a los anglosajones en Estados Unidos, donde, según las encuestas, sobrevive cierta opinión relativa a que el sabor del ajo es uno de los más impopulares de todos, junto con el del aceite de oliva. (Según esas mismas encuestas, los sabores más apreciados son, por este orden, la banana, el chocolate y las fresas.) En parte, este prejuicio vive todavía entre la gente de Estados Unidos y otros países, y debe ser tomado en serio. ¿Cómo ha podido llegar a suceder esto? A juzgar por las mordaces observaciones que aparecen en la obra de Shakespeare y en otras fuentes, esto se debió a que la aristocracia comenzó a expresar su idea del refinamiento a través de un nuevo y almidonado sentido del aseo y la limpieza. Los olores y sabores picantes e intensos se convirtieron en patrimonio de los pobres; para los ricos todo era lavanda y rosas. El proceso continuó, y los olores y sabores suaves fueron poco a poco asociados con la autodisciplina, la etiqueta y la moderación. El ajo, en cambio, se asoció a las pasiones prohibidas consentidas por las gentes mediterráneas, así como a la repugnante suciedad de las clases trabajadoras.

Hoy, no obstante, esto está cambiando. En la actualidad, tanto las clases bajas como las altas que tienen conciencia de su salud comen ajo, junto con pan integral y otros alimentos naturales. La vieja, suave e «inofensiva» cocina es ahora vista como cohibida y poco saludable, así como innecesaria. La vuelta a un estilo natural de vida va acompañado por una gran aceptación de los olores y sabores naturales.

El ajo como medicina tradicional

Echemos un vistazo al ajo como medicina tradicional. El lenguaje y las prácticas empleadas por los antiguos herbolarios pueden parecer pintorescas y confusas cuando uno no sabe cómo extraer de ellas lo que contienen de esencial y de sentido común. Éste es el caso particular del ajo, que parece tener una desconcertante e impresionante retahíla de usos. Con todo, una vez dichos usos son resumidos racional y rigurosamente, todos podemos entender que hay algo en ellos que nos suena familiar.

Aplicaciones contra las infecciones

El ajo fue especialmente recomendado por los herbolarios para tratar infecciones de estómago (tales como disentería), de la boca, la garganta (como inflamación, tos y catarro), del oído y de la piel. Fue usado tanto en aplicación interna como externa para curar forúnculos, acné, ántrax y úlceras. Durante la I Guerra Mundial fue usado de manera extensa por ambos bandos para tratar las heridas infectadas. En las trincheras británicas, a los soldados les colocaban cataplasmas de musgo esterilizadas impregnadas con jugo de ajo sobre las heridas. Documentos de aquella época describen esta técnica como una «exitosa» protección de primera línea contra la gangrena. Fue también usado en las trincheras contra la disentería, uso que los países del este de Europa también le dieron en la II Guerra Mundial.

El ajo, ciertamente, se ha aplicado para combatir algunas de las más horribles infecciones. Abundantes dosis, o «dosis saturadas», fueron empleadas, con cierta efectividad, para tratar la tuberculosis y la lepra, enfermedades que todavía se producen en algunos lugares del planeta. El ajo se ha usado también contra el cólera y la fiebre tifoidea con considerable éxito, según la memoria popular y de los médicos. El doctor Albert Schweitzer lo usó en este sentido en África. Aunque la infección no se cure con ajo, éste puede frenarla o evitarla; en el Londres del siglo XVIII, los sacerdotes franceses que atendían a los moribundos en su último hálito se mantenían saludables, mientras que los sacerdotes ingleses (que no comían ajo) sucumbían ante la exposición a la infección.

Aplicaciones contra mordeduras, picaduras y venenos

El ajo es ampliamente señalado como el principal remedio contra uno de los pocos inconvenientes de convivir con el reino animal: las mordeduras y las picaduras venenosas. Aristóteles lo recomendaba para las mordeduras de perros rabiosos y Mahoma para las picaduras de escorpión (el autor de este libro puede certificar personalmente esto último, al menos por lo que respecta a cierto tipo de escorpión común, pero no letal, de Oriente Medio). Los herbolarios griegos y romanos lo llamaban «antídoto contra mordeduras de serpiente» y contaban cómo los granjeros lo llevaban consigo a los campos como remedio de emergencia. Se han descrito otros efectos antitóxicos del ajo, el más famoso de los cuales es, todavía, su capacidad para reducir la resaca matinal. En Francia, la cura recomendada para «el día después» era una sopa de ajo y cebolla.

Aplicaciones para favorecer la circulación sanguínea

El ajo limpia las arterias, como dijo Dioscorides (y como diría William Turner más tarde), y ha sido constantemente usado para curar obstrucciones en las venas o reducir la excesiva viscosidad de la sangre. La relativamente común enfermedad conocida como hidropesía, en la que una parte del cuerpo o todo él se inunda de líquido y queda anegado, se debe a una pobre circulación sanguínea. Hoy, conocemos este derrame como edema (infiltración de los tejidos), ascitis (de la cavidad peritoneal), derrame pericárdico (de la cavidad pericárdica) o anasarca (infiltración generalizada). Los médicos ingleses de antaño decían que, en la hidropesía, el calor producido por el ajo «hace hervir y salir el líquido», con lo que el ajo pasó a considerarse el principal tratamiento para curarla. En la medicina asiática (y especialmente en la de India), el ajo fue usado como específico para eliminar grasa de la sangre y reducir el exceso de líquidos en los tejidos. (Por los mismos indicios, observaron que el ajo reduce la cantidad de leche producida por las mujeres en el periodo de maternidad, y aconsejaron ser prudentes con su administración e ingesta.) Charaka, el padre tradicional de la medicina india, mantiene que el ajo conserva la fluidez de la sangre y fortalece el corazón, y los médicos tradicionales indios de hoy en día confían en la terapia «lasona», una tratamiento tradicional a base de ajo y cebolla para prevenir las enfermedades cardiacas.

Otros usos

El ajo ha sido empleado para tratar tumores y bultos en la piel, y también escorbuto. El reumatismo y las hemorroides también se han descrito como trastornos tratables con ajo. Algunos de estos usos se basan en la capacidad del ajo para elevar la temperatura del cuerpo y causar sudoración y, por consiguiente, desintoxicación. El ajo se ha usado para controlar las infecciones intestinales de lombrices en animales y personas. Ésta última es una de las aplicaciones importantes que todavía se llevan a cabo en las áreas más pobres del planeta. Es de suponer que en estos lugares también se emplea para disuadir a las pulgas y chinches de morder a los humanos.

La explicación tradicional sobre cómo el ajo «aligera» o «aclara» la sangre nos indica que los antiguos herbolarios comprendían realmente algo sobre el modo en que esta planta alcanza sus importantes efectos. Éstos, decían, son el resultado de las propiedades caloríficas y deshidratantes del ajo, las cuales hacen que se elimine agua de los tejidos y se abran los vasos sanguíneos que se encuentren atrofiados u obstruidos. Hoy, por supuesto, nos referimos a esta obstrucción de los vasos sanguíneos con el término arteriosclerosis, y hablamos de enfermedad degenerativa del sistema circulatorio, lo cual significa en gran medida lo mismo. El uso del ajo contra los problemas circulatorios será el tema principal de este libro. Ahora hemos visto que existe un antiquísimo precedente para ello.

3. Empezando a conocer el ajo

La denominación botánica del ajo es *Allium sativum;* es decir, que pertenece al grupo Allium, en el cual se incluyen unas 600 especies, entre ellas la cebolla, los cebollinos, los puerros, ajos tiernos, cebolletas (o chalotes) y otras especies ornamentales y silvestres. Todas ellas pertenecen, como el lirio, a la familia de las liliáceas.

El ajo, como la mayoría de las plantas de esta familia, presenta hojas en forma de lanza (ensiformes) de unos 15 cm de longitud. Dichas hojas se originan en la base carnosa del tallo, llamada bulbo o, más popularmente, cabeza del ajo. Un ramillete de finas raíces emerge de la parte baja de la cabeza como si se tratara de unas barbas. La cabeza del ajo contiene de ocho a veinte dientes arracimados y cubiertos por una fina piel de una textura semejante a la del papel, que puede ser blanca o malva. El tallo central produce a veces flores púrpura y blancas que exhalan un fuerte y característico olor. Estas flores no son fértiles, ya que, al contrario que en su forma silvestre, el ajo cultivado no crece a partir de semillas.

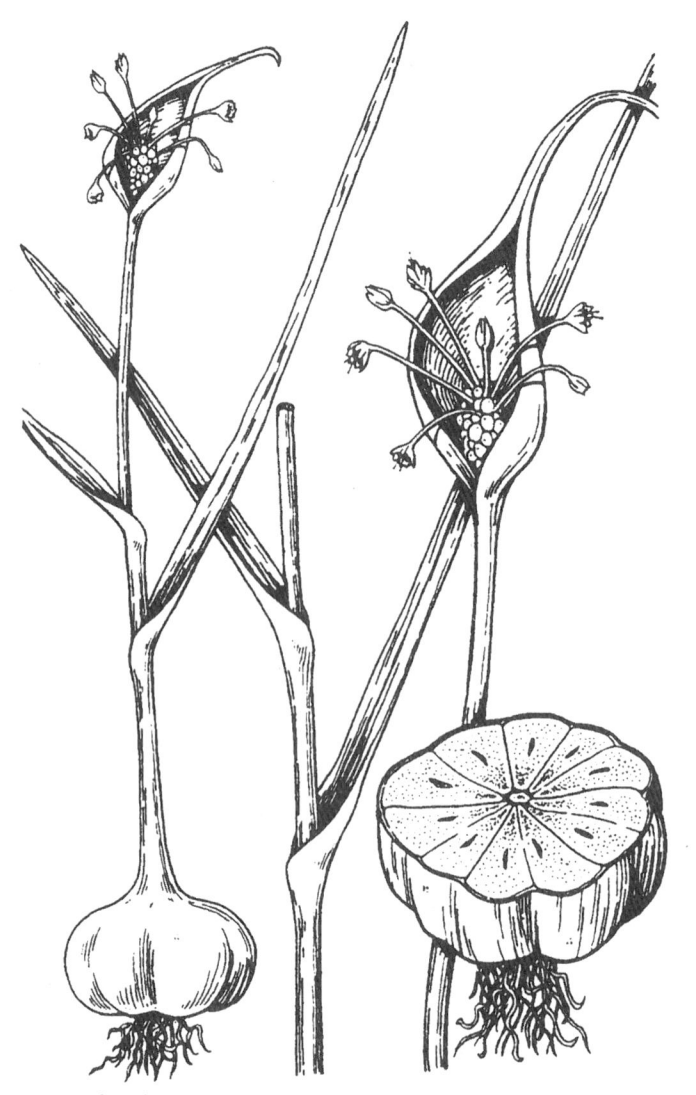

Izquierda: planta madura del ajo con inflorescencia. Derecha: Corte en sección de un bulbo de ajo, en el que se observan los dientes.

El ajo crece a partir de sus propios dientes. Estos deben situarse, con la punta hacia arriba, unos 5 cm bajo el suelo.

La mejor época para plantar el ajo es hacia finales de noviembre. Requiere un suelo rico, aunque no es muy exigente respecto al clima, y puede plantarse tanto en zonas frías y húmedas como cálidas y secas. La planta comienza a desarrollarse a finales del invierno, crece a lo largo de la primavera y se cosecha en verano. La parte carnosa de los dientes del bulbo dan alimento al retoño en el proceso de crecimiento, y también contiene las substancias que le proporcionan al ajo su sabor, su olor y sus propiedades curativas características.

En el mundo entero se planta y consume una gran cantidad de ajos, la mayor parte para ser usados como condimento. De acuerdo con las estadísticas de comercio de la Organización de las Naciones Unidas (ONU), en el mundo se cultivan suficientes ajos como para dar a cada habitante del planeta medio diente por día. China es el mayor productor del mundo, seguido de India, España y otros países mediterráneos. En los Estados Unidos se consumen unos 30 millones de kg de ajos al año, lo suficiente como para dar a cada persona del país tres cuartos de diente al día. Esta cifra es bastante alta para un país que todavía considera que, de entre todos los alimentos, el ajo tiene uno de los más odiados sabores y olores. El 90 % de los ajos consumidos en Estados Unidos se cultiva en el mismo país, principalmente en Gilroy, California, la «capital del ajo estadounidense». Se dice que, en época de cosecha, el olor del ajo se puede detectar a muchos kilómetros de distancia. En Gilroy tiene lugar anualmente una celebración en la que un creciente número de amantes del ajo se dan cita para divertirse y compartir su pasión por este alimento curativo.

El secreto del ajo: el azufre

El ajo contiene algunas sustancias particulares y especialmente fuertes. Estas sustancias son las que encierran todas las facultades del ajo, como son, mantener la circulación arterial fluida; acabar con las bacterias, los hongos y las levaduras perjudiciales; calentar el cuerpo y eliminar toxinas; e incluso matar o ahuyentar insectos... Todo mediante dosis relativamente bajas y sin efectos secundarios. Pero, ¿cuáles son estas sustancias? La clave del poder curativo del ajo se encuentra, sobre todo, en uno de estos elementos: el azufre (o compuestos sulfúreos). Incluso más que otras especies de *alliums,* el ajo posee la capacidad de acumular algunos compuestos de azufre especiales. Tras unos cincuenta años de investigaciones sobre los productos naturales a cargo de eminentes químicos, incluido el profesor Artur I. Virtanen (Premio Nobel de química en 1945), el principal secreto del poder vigorizante del ajo llegó a desvelarse. Como todos los descubrimientos científicos, éste comenzó con un enigma. ¿Cómo es que cuando un diente de ajo está intacto no huele ni tiene el fuerte sabor que lo caracteriza al ser aplastado o cortado? (Este efecto se produce sólo con los ajos frescos, claro está. Si se hierve un diente de ajo, éste pierde completamente su peculiar aroma; en ese caso sabe sólo como un vegetal más. ¡Pruébelo!)

La respuesta fue hallada en 1944 por un grupo de científicos que trabajaba para la compañía Winthrop Chemical de Estados Unidos. Encontraron que el ajo es rico en una sustancia llamada *alina* (o *aliina*), la cual es una versión sulfurosa especial de un aminoácido. Los aminoácidos son como los ladrillos con que se construyen las proteínas. La sustancia llamada alina no tiene apenas sabor ni olor. De todas formas, en cuanto aplastamos o troceamos un ajo, la alina se mezcla dentro del tejido del ajo con una enzima (un catalizador biológico) llamado *alinasa;* esto desencadena una reacción química que transforma rápidamente la alina en otra sustancia llamada *alicina*. La alicina posee un olor fuerte y penetrante, tiene un sabor picante y ardiente y es muy activa no sólo como producto químico sino también como medicina (tiene propiedades bactericidas muy parecidas a las de la penicilina). Ésta es la sustancia que hace arder el paladar cuando mordemos un diente de ajo crudo. La sensación ardiente de la alicina nos da una idea de la función que tienen estos extraños compuestos para la planta: son como un arma química del ajo contra los insectos. ¿Puede usted imaginar la explosión de alicina que le esperaría a cualquier insecto nocivo que quisiera llevarse un mordisco del bulbo de una planta de ajo?

Tras ser aplastado, el ajo se convierte en una verdadera pócima mágica de sustancias, ya que la alicina es altamente reactiva. De hecho es tan reactiva que se transforma espontáneamente en un abanico de componentes sulfúreos, principalmente en sulfuros. Estos presentan un fuerte aroma (el olor típico del ajo), causantes del apodo popular que reciben las cabezas de ajo en Gran Bretaña: la «rosa fétida». Estos sulfuros se producen muy rápidamente a partir de la alicina cuando se calienta el ajo tras ser troceado o aplastado, cosa que es habitual al cocinarlo. Pero se producen más lentamente si el ajo aplastado se reserva o se guarda en la nevera. Después de unos días, el ajo ya no contiene nada de la alicina original, ya que ésta se convierte por completo en sulfuros. El principal sulfuro es el *dialil disulfuro,* pero existen muchos otros. Los sulfuros, de constitución oleaginosa, son los constitutivos activos más importantes de las cápsulas de aceite de ajo que se expenden en la actualidad.

Tras largos años de debates, se ha llegado a demostrar de manera concluyente que la alicina es el principal compuesto medicinal del ajo. Se sabe, desde hace unos cincuenta años, que si se extrae alicina de un ajo y se emplea en sencillas pruebas de laboratorio para destruir bacterias y hongos, dicha alicina tendría el mismo resultado positivo que si se empleara el ajo completo. Pero si el ajo se hierve o se le despoja de alicina, entonces su aplicación llegaría a favorecer el crecimiento de las bacterias antes que a destruirlas. Este punto ha sido confirmado varias veces, e incluso el profesor y premio Nobel Artur I. Virtanen ha demostrado que la alicina debe estar presente en el ajo para que éste tenga efecto. En estudios realizados por el departamento de microbiología de la Universidad de Indiana, muchos de los compuestos del ajo fueron testados para observar cómo se comportaban como antibióticos naturales. Sólo la alicina, o los compuestos derivados de su descomposición, fueron efectivos.

Un panorama similar se da en lo que respecta a los efectos del ajo en la circulación de la sangre. Prácticamente todos los estudios clínicos llevados a cabo hasta la fecha (unos 35 en total) sobre el ajo y la circulación sanguínea han empleado ajos frescos, secos o destilados con contenido en alicina y/o sus compuestos derivados. Un equipo de investigadores de los laboratorios del departamento de agricultura de Estados Unidos, en Madison (Wisconsin), ha testado varios y diferentes extractos de ajo para comprobar su capacidad reductora de los niveles de colesterol. Sólo aquellos extractos que contenían o habían contenido alicina fueron efectivos. Debemos recordar que la alicina se descompone rápidamente en sulfuros y aceite de ajo, y que estos subproductos son también efectivos. Cuando hablamos de «alicina», nos referimos a la alicina y/o a todos sus productos finales. La alicina debe estar presente, o, al igual que la levadura hace crecer la masa de pan pero se destruye durante la cocción, debe haber estado presente, incluso si ha sido trasformada. Por eso, al analizar los productos de ajo, los expertos hablan frecuentemente de «rendimiento en alicina» antes que de «contenido de alicina».

Los científicos están comenzando a comprender lo que sucede con los productos de ajo una vez se administran a las personas. Si usted come ajo fresco aplastado o polvo de ajo, estará tomando una combinación de alicina y de otras sustancias precursoras, especialmente alina, como restos que todavía no se han convertido en alicina activa. En el intestino, los restos de alina acaban probablemente convirtiéndose en alicina. Una primera asimilación de la alicina por el organismo se produce al pasar ésta a través de las paredes del tracto digestivo. Al hacerlo así, la alicina inestable se convierte en sulfuros y otros componentes similares llamados mercaptanos que son las sustancias que parecen ser activas en el interior del organismo. En pocas horas, los compuestos sulfúreos son excretados con la orina.

La galaxia de principios activos del ajo

El ajo, como todos los remedios vegetales naturales, contiene una galaxia de sustancias químicas, muchas de las cuales afectan a nuestro organismo. La alicina es la sustancia más importante del ajo en términos tanto de cantidad como de efectos medicinales. Pero, existen, por supuesto, muchas otras. Algunas de las más interesantes, investigadas por el profesor Erick Block de la State University of New York, en Albany, son el *ajoeno* y las *vinil ditinas*. Estas sustancias se generan cuando el ajo se fríe o se macera en aceite o en alcohol tras ser aplastado o machacado, y son unos poderosos anticoagulantes. Existen también pequeñas cantidades de compuestos a base del aminoácido cisteína. El ajo está muy relacionado con la cebolla, y, en realidad, no sólo porque el ajo contenga sustancias que saben y huelen como las de la cebolla (tales como propenil disulfuro), sino también porque la cebolla produce sustancias similares a la alicina cuando es cortada o triturada; las mismas sustancias que nos hacen llorar al trocearlas.

La alicina constituye entre el 0,3 y el 1 % del peso del ajo, aunque esta baja presencia se compensa con su gran poder medicinal. Las cantidades de alicina y de otros compuestos activos de sulfuro pueden variar ampliamente en cada bulbo según el clima, el tipo de terreno y la manera en que se cultiva la planta. Por ejemplo, el ajo de China es bastante más rico en ingredientes activos, como lo son los ajos que crecen de una manera orgánica (en un suelo que no ha sido tratado con productos químicos). Las investigaciones apuntan que algunos microorganismos presentes en el suelo pueden ser decisivos en la producción de compuestos sulfúreos en la misma tierra de la que se alimenta la planta. Y, por supuesto, un poco de sulfuro añadido al suelo ayudará a la planta.

El ajo es agua en un 60 %, y cada diente, que pesa entre 2 y 5 gramos, contiene aproximadamente un gramo de carbohidratos, 0,2 gramos de proteínas, un poco de materia grasa, pequeñas cantidades de vitaminas del grupo B, vitamina C, vitamina E y selenio, un antioxidante natural. Aunque el ajo es la fuente más rica de selenio de todas las plantas comestibles, se comen pocos ajos en comparación, por ejemplo, con el pescado (también rico en selenio), con lo cual la cantidad de este valioso mineral con la que el ajo contribuye a una dieta actual es mínima. Lo mismo puede decirse de otras vitaminas y nutrientes presentes en el ajo.

El ajo, con su naturaleza sulfurosa, es a la vez ardoroso y amistoso. Existe una antigua leyenda que habla de este doble efecto: «Tras haber causado la expulsión del ser humano del Paraíso, Satanás dio unos pasos por el jardín del Edén; donde su pie derecho pisó por vez primera surgió una planta de cebolla, y donde su pie izquierdo fue a encontrarse con el suelo creció el ajo». Esta cualidad dual, mezcla de maldición y bendición, marca ese carácter picante del ajo. Veamos ahora cómo podemos hacer el mejor uso de él.

4. Comprender los trastornos cardiacos

El presente ha abierto un nuevo capítulo en la larga historia del ajo como remedio medicinal.

Tal y como hemos visto, los antiguos herbolarios conocían algunos de los benéficos efectos del ajo sobre el sistema circulatorio, aunque estuvieran mucho más preocupados por su poder antiinfeccioso, ya que entonces las enfermedades cardiacas no eran tan comunes como hoy.

Hoy conocemos muchísimo más sobre el tema, y este conocimiento es, sin ninguna duda, algo importantísimo para todos.

Hoy en día una de las grandes carencias en el campo de la salud es la dificultad que todavía supone el control de las enfermedades del corazón y de la circulación, las cuales provocan muchas más muertes que cualquier otra causa aislada. Por este motivo necesitamos comprender cómo se producen estas enfermedades y cómo puede ser administrado y usado el ajo para mantenerlas a raya.

Una epidemia moderna

Lo primero que hay que tener en cuenta es que los trastornos cardiacos son, en gran medida, un problema derivado de nuestro propio estilo de vida. Es un problema contemporáneo creciente debido, principalmente, a dos causas generales. La primera es que casi todos nosotros vivimos una época caracterizada por la longevidad, lo cual nos hace susceptibles de sufrir enfermedades asociadas precisamente al paso del tiempo, enfermedades que, por lo general, se manifiestan por ellas mismas. Consideremos el hecho de que, hace cien años, tres cuartos de la población europea nunca habrían alcanzado su setenta cumpleaños. Hoy, sin embargo, sólo uno de cada tres europeos no llega a cumplir esa edad. Las causas más frecuentes de muerte suelen ser enfermedades infecciosas, tales como tuberculosis, difteria, enfermedades venéreas, cólera y septicemia. Después de controlar estas enfermedades, principalmente gracias al desarrollo de la sanidad pública y las terapias curativas, la expectativa de vida se incrementó considerablemente. No obstante, la victoria fue sólo parcial. La puerta fue dejada abierta entonces a nuevos tipos de enfermedad (los trastornos degenerativos del cerebro en edades avanzadas y, especialmente, el cáncer y las enfermedades circulatorias). Las posibilidades de padecer este tipo de enfermedades son hoy tantas como lo fueron siempre, y quizá mayores; por eso, un hombre de cuarenta años de hoy en día no tiene más probabilidades de alcanzar la vejez de las que tenía un hombre de esa misma edad hace cien años. Las enfermedades cardiacas y el cáncer causan, juntos, cuatro de cada cinco fallecimientos en la edad adulta. Las enfermedades del corazón causan, por sí solas, una de cada dos muertes. Aunque ha habido mejoras en este sentido tanto en América como en Europa (gracias a la reducción del tabaquismo y el incremento de las prácticas deportivas —la «revolución del *fitness*»—), las enfermedades cardiacas siguen siendo la principal causa de mortalidad entre la población adulta.

Cómo aparecen los problemas circulatorios

Para comprender cómo el ajo puede mejorar la circulación, debemos examinar cómo aparecen y se desarrollan los problemas circulatorios. Bajo la mayoría de los desordenes circulatorios subyace el mismo proceso básico. Comienza con la obstrucción o estrechamiento gradual de las arterias. Como un desagüe que lentamente se atasca por la acumulación de restos de desperdicios, las arterias y venas acumulan depósitos de grasa en su superficie interior. Esto ocurre especialmente en aquellos lugares donde los vasos sanguíneos se dividen y ramifican.

Esta acumulación es el signo visible (la punta del iceberg) de un proceso invisible que ocurre sin cesar. Puede comenzar con un leve deterioro del revestimiento de la arteria, lo cual precipita la primera reacción del mecanismo de defensa del cuerpo. Una pequeñas células llamadas plaquetas (encargadas del proceso de coagulación) llegan a la zona dañada y se instalan allí. Las plaquetas actúan como abanderados y atraen a otras células que intervienen en la coagulación. Los glóbulos de colesterol, presentes siempre en la corriente sanguínea, se unen a las plaquetas y forman un coágulo sobre la pared arterial. Las células «limpiadoras» se trasladan a la zona e intentan limpiarla eliminando el coágulo, pero al hacerlo se dan tal atracón con la excesiva cantidad de colesterol presente que permanecen allí como nódulos de grasa; son como aspiradoras que llegan a llenarse tanto que dejan de funcionar. El colesterol se va acumulando gradualmente en la zona, y da como resultado la formación de un depósito o placa de grasa. Ya que los antioxidantes tales como las vitaminas C y E pueden ayudar a ralentizar este proceso, hoy se piensa que la oxidación o el deterioro de las grasas y el colesterol es, en cierto modo, responsable de la indeseable fijación del colesterol en las venas. A la vez, estos depósitos hinchan tanto la superficie interior de los vasos sanguíneos que el paso de la sangre queda parcialmente obstruido. A esta obstrucción se la llama *esclerosis*, y el proceso de obstrucción se conoce como *arteriosclerosis*.

La arteriosclerosis se incrementa con la edad y el paso de los años, y existe en mayor o menor grado en todos los adultos. Cuando presenta carácter severo puede poner en marcha por sí misma el mecanismo de coagulación normalmente reservado para cicatrizar heridas, ya que el cuerpo reconoce el estrechamiento de los vasos sanguíneos como si fuera una herida que es necesario cerrar. A los coágulos como éste que se forman en el interior de las venas se les llama *trombos,* y a la formación de trombos se le llama *trombosis*. Los vasos que parecen tener más riesgo de sufrir trombosis son aquellos que transportan la sangre al músculo principal del cuerpo humano, el corazón. Son las llamadas venas coronarias; los coágulos que obstruyen este tipo de venas producen lo que se conoce como trombosis coronaria. Los trombos coronarios detienen el flujo de sangre e impiden que ésta llegue al corazón, causando dolor de pecho, angina o, en los casos más graves, un ataque al corazón (o infarto).

Otros vasos que resultan particularmente vulnerables son los del cerebro; si se produce una trombosis en esta parte vital del cuerpo puede conducir a un ataque de apoplejía o un infarto cerebral. Los ataques cardiacos y la apoplejía son las consecuencias más comunes de la arteriosclerosis. De todas formas, ésta puede tener otros efectos, tales como el incremento de presión arterial.

La investigación interna

Todos nosotros deberíamos beneficiarnos de lo que supone comprender los orígenes de la arteriosclerosis y de los factores que pueden mejorar o empeorar esta situación. Necesitamos descubrir métodos que reduzcan el riesgo de ataques cardiacos y otros trastornos graves. La pregunta que debemos hacernos es: ¿podemos detener y revertir un proceso arteriosclerótico? Y si es así, ¿qué clase de remedios y métodos preventivos se pueden emplear?, ¿en qué medida son fiables y efectivos dichos métodos?

Las primeras pistas sobre las causas de la arteriosclerosis se obtuvieron de un estudio que no versaba sobre la enfermedad sino sobre la salud. Desde 1948, miles de habitantes de la ciudad de Framinghan, en Massachusetts, han ofrecido un detallado cuadro de su estilo de vida a los investigadores del Instituto Nacional para el Corazón, los Pulmones y la Sangre, de Estados Unidos. Los investigadores hicieron revisiones preventivas de trastornos cardiacos a estas personas en reconocimientos regulares anuales. Poco a poco, los informes revelaron que los más propensos a padecer trastornos del corazón eran aquellos que acostumbraban a comer muchas grasas animales, fumar cigarrillos y tener la presión arterial alta.

Al principio, ni las autoridades sanitarias del Gobierno de Estados Unidos ni los científicos sanitarios en general tomaron demasiado en consideración este hallazgo. La idea predominante en aquellos tiempos era que las enfermedades eran causadas por agentes externos, tales como bacterias, y no por el estilo de vida o la dieta. Pero en los últimos treinta años, más o menos, las evidencias han apuntado a lo contrario. Ha quedado claro que aquellas personas que todavía viven a la manera tradicional, sin consumir alimentos procesados y envasados con métodos industriales, y sin el estrés y los niveles tóxicos ambientales de las sociedades modernas (por ejemplo, los aborígenes australianos y los masai africanos) nunca padecen del corazón, a menos que adapten el ritmo de vida moderno. Así, resultó que, como los médicos naturistas habían afirmado siempre, los trastornos del corazón eran el resultado de un variado conjunto de causas independientes, y que éstas podían resumirse en dos palabras: vivir «antinaturalmente».

Hasta hoy se han llevado a cabo numerosos, inmensos y costosísimos proyectos de investigación para estudiar los hábitos de vida de cientos de miles de personas. Varios factores específicos fueron identificados como las principales causas de las enfermedades cardiacas: una elevado porcentaje de grasa de origen animal en la dieta, fumar, presión arterial alta, diabetes y otros trastornos relacionados con el metabolismo del azúcar, ausencia de ejercicio físico y aeróbico, sobrepeso y estrés. Algunos factores concretos relacionados con la dieta están también saliendo a la luz, como la deficiencia de ciertas vitaminas y minerales (en especial, magnesio, vitaminas C, E y B), algo que los naturópatas habían conocido desde siempre.

El factor estrés

El estrés es un problema profundo. Los investigadores encontraron que las personas que eran rígidas, hiperconscientes, ambiciosas y sometidas a mucha tensión tenían muchas más probabilidades de tener ataques al corazón, incluso si no se permitían comer cosas como «donuts» y hamburguesas. Recientemente, los psicólogos han ido un poco más allá y han encontrado que aquellas personas que son rígidas y nerviosas y no se pueden relajar completamente se encuentran con frecuencia desconectados de sí mismos, tal vez por un sentimiento de culpa o de negación, y que esto les conduce a situaciones de estrés. La ansiedad, la soledad, el aislamiento respecto a la familia y la sociedad y la escasez de afecto en la vida diaria son trastornos del hombre moderno y tienen efectos tanto físicos como emocionales. Esta dimensión psicológica, junto a otros factores tales como la calidad de la alimentación y la falta de práctica de ejercicio físico, es vista como una de las razones por las que a nuestros antepasados no les acosaban las enfermedades cardiacas, a pesar de su dieta cargada de grasas.

Un veredicto sobre el colesterol

El colesterol es un tipo de grasa que necesita el organismo como punto de partida para la elaboración de una variado grupo de importantes materiales, especialmente hormonas. Algo del colesterol necesario se obtiene en la dieta diaria, pero la mayor parte se fabrica en el hígado. Un organismo sometido continuamente al estrés necesita más hormonas, tales como corticosteroides; el hígado produce grandes cantidades de colesterol ya que está repleto de materia prima disponible para fabricar estas hormonas. La cantidad de colesterol en la sangre se ve influida por varios factores:

- la cantidad de colesterol en la dieta;

- el consumo de grasas saturadas (el tipo de grasa que se encuentra en todos los productos animales y derivados de la leche), que fomenta la producción de colesterol en el hígado;

- el estrés y la producción de adrenalina (por ejemplo, la sangre de los pilotos de carreras de coches aparece lechosa y con gotitas de grasa tras una carrera);

- la obesidad (grandes cantidades de grasa almacenadas en el cuerpo);

- la diabetes;

- escasez de fibra en la dieta;

- cuestiones genéticas (algunas personas tienen tendencia a tener niveles de colesterol más altos de lo normal);

- estar físicamente en baja forma (el ejercicio físico puede quemar el exceso de grasas y de colesterol).

La cantidad de colesterol en la sangre está estrechamente vinculada a la arteriosclerosis y a los ataques cardiacos. Esto puede ser claramente observado en estudios de laboratorio en los que se les proporciona a animales de ensayo elevadas dosis de colesterol, pero también comparando diferentes poblaciones humanas. Por ejemplo, los niveles de colesterol más altos del mundo suelen darse en hombres del este de Finlandia, con unos 6,9 milimols por cada litro de sangre (mmol/l), o bien 265 miligramos por cada 100 mililitros (mg/100 ml) de sangre. La proporción de ataques al corazón en esa parte de Finlandia es 14 veces mayor que en Japón, el país con el índice más bajo, donde se dan medias de 4,1 mmol/l (160 mg/100 ml). Proporcionalmente, los niveles de colesterol tienen una amplia influencia en las enfermedades cardiacas: un 10 % de reducción en los niveles de colesterol reduce la incidencia de enfermedad en un 20 %.

En Estados Unidos, la media de nivel de colesterol es de unos 205 mg/100 ml. Ésta ha ido bajando levemente en los últimos treinta años, desde 220 mg/100 ml. Esto ha sido posible gracias a los cambios en la dieta, especialmente en lo que se refiere a la reducción de ingesta de grasas de origen animal. Los ataques cardiacos se han reducido en un tercio, y la esperanza de vida media ha aumentado tres años. Se supone que todo esto tiene que ver con mejoras en los hábitos deportivos y los avances médicos tanto como con cambios en la alimentación.

En Gran Bretaña, ha habido muy pocos cambios en la dieta, el estilo de vida, los niveles de colesterol y la incidencia de ataques al corazón. Las mujeres en edades previas a la menopausia son mucho menos propensas a tener ataques al corazón que los hombres de la misma edad, pero tras la menopausia el riesgo para las mujeres se incrementa, y sobre la edad de 65 años presentan casi el mismo riesgo que se observa en los hombres. Durante la menopausia, la terapia con estrógenos puede reducir significativamente el riesgo de enfermedad cardiaca, aunque al coste de un leve incremento del riesgo de padecer cáncer de mama. La esperanza de vida en Gran Bretaña es más baja que en Estados Unidos, y Escocia, en particular, tiene la poco envidiable reputación de ser el país con la más alta incidencia de enfermedades cardiacas del mundo. Así, todos los índices apuntan hoy a que el incremento de los niveles de colesterol es una de las principales causas de las enfermedades cardiacas. Ciertamente, el Instituto Nacional de la Salud estadounidense mantiene que el colesterol no es sólo un factor de riesgo, sino que es la causa central del problema.

La Organización Mundial de la Salud (OMS) ha examinado los niveles de colesterol en todo el mundo y ha establecido que, para mantener la salud cardiaca, estos han de ser como máximo de 5,2 mmol/l (200 mg/100 ml). Desafortunadamente, dos tercios de la población adulta de los países modernos postindustriales están por encima de este dato, lo cual representa un serio problema de salud social. Algunas autoridades médicas sugieren que a estas personas se les deberían prescribir fármacos reductores del colesterol, pero esto es seguramente algo absurdo. Esto haría que la mayoría de los adultos de estos países se sintieran como pacientes, enriquecería enormemente a ciertas compañías farmacéuticas y abriría la caja de Pandora de los posibles efectos secundarios. Y lo peor de todo, desviaría el interés por desarrollar esfuerzos en el sentido de adoptar medidas de prevención natural que estén al alcance de todos.

LDL y HDL

Antes de que podamos comprender cómo mejorar los niveles de colesterol, debemos profundizar en cómo se comporta éste dentro del cuerpo. El colesterol no flota en la sangre como si se tratara de simples gotas de aceite. Cada minúscula gotita está contenida dentro de una bolsa de proteínas llamada *lipoproteína*, la cual lo hace soluble en la sangre. Hay varios tipos de lipoproteínas, pero las que nos interesan aquí son las denominadas *lipoproteínas de baja densidad*, o LDL *(low-density lipoprotein)*, y las *lipoproteínas de alta densidad*, o HDL *(high-density lipoprotein)*. Entre las dos transportan en 90 % del colesterol en la sangre.

El hígado produce colesterol y lo expulsa fuera de los depósitos de grasa (los tejidos grasos localizados a lo largo del cuerpo). Allí, algo de él es absorbido, y el resto circula libremente en la sangre en forma de LDL. Todas las células del cuerpo necesitan pequeñas cantidades de colesterol. Las células reciben algo de LDL, toman su colesterol y dejan libre el resto de LDL. Cuanto más colesterol penetra en la corriente sanguínea, antes quedan satisfechas las células y más LDL permanece en la sangre. El LDL se conoce como colesterol «malo», y es el más abundante. Este es el colesterol que recogen las arterias y que llega a formar las placas de grasa (*ateromas*) que causan la arteriosclerosis. Al medir los niveles de colesterol, la mayoría se presenta en forma de LDL, ya que el nivel de LDL está, de hecho, más directamente relacionado con el riesgo de ataque cardiaco que el nivel general de colesterol en conjunto. Las grasas saturadas, el exceso de colesterol en la dieta y fumar son factores que incrementan el LDL.

Las lipoproteínas de alta densidad (HDL), por otro lado, pueden realmente ofrecer protección contra los ataques cardiacos. Se ha constatado que las personas con altos niveles de HDL están protegidas contra trastornos cardiacos aunque su nivel conjunto de colesterol sea alto. En el ya mencionado estudio realizado en Framingham, el riesgo de ataque al corazón fue el 70 % más alto en aquellos hombres con un HDL por debajo de 52 mg/100 ml que en los que presentaban niveles más altos. En las mujeres esta relación se acentuaba; aquellas que ofrecían niveles de HDL menores de 46 mg/100 ml tenían seis veces más probabilidades de sufrir un ataque cardiaco que las que presentaban niveles por encima de 67 mg/100 ml. El HDL parece actuar a modo de aspirador, absorbiendo el colesterol de las paredes de las arterias y devolviéndolo a la circulación. Por ello, la relación HDL/LDL es muy frecuentemente la que se emplea para medir el riesgo cardiovascular: cuanto más alta, menos riesgo.

El ajo y la coagulación de la sangre

Como hemos visto, un ataque cardiaco o un infarto se produce debido a la formación de un coágulo en las venas. Esto ocurre cuando el mecanismo de coagulación se dispara debido a la presencia de un área grasa antes que, como es usual, por una rotura o herida. El mecanismo de coagulación es una compleja cascada de acciones y reacciones. Se origina con fragmentos de células adherentes, llamadas plaquetas, que circulan en la sangre. Tan pronto como encuentran el borde quebrado de una vena herida o dañada, las plaquetas se agregan o agrupan. Al mismo tiempo liberan un agente que convierte una proteína de la sangre, *fibrinógeno*, en un material fibroso llamado *fibrina*. La fibrina forma una masa sobre dicha área, en la cual solidifica la sangre formando un coágulo.

De todas formas, debe existir un proceso opuesto que interrumpa la coagulación, ya que, de otro modo, este mecanismo podría obstruir el sistema circulatorio cada vez que se pone en marcha para curar un corte o rotura. Esta «descoagulación», o interrupción del proceso llevado a cabo por la fibrina, se conoce como *fibrinolisis*, y cuando tiene lugar en el interior de los vasos previene la formación de coágulos. El balance entre formación de fibrina y fibrinolisis afecta al grado de coagulación. Normalmente, un coágulo se forma en varios minutos, y se desarrolla más rápidamente cuanta más fibrina se produce en la zona. Un incremento del proceso de fibrinolisis, por otra parte, retrasa la coagulación, elimina coágulos indeseados y, generalmente, «aclara» la sangre. Así, está claro que es importante mantener este mecanismo en buen funcionamiento si queremos prevenir la trombosis en las arterias.

Un aumento en los niveles de colesterol LDL incrementa la fibrina y la formación de coágulos y reduce la fibrinolisis. La adrenalina, la hormona vertida a la sangre en situaciones de estrés, también acelera la coagulación, y esto contribuye a aumentar las posibilidades de sufrir un ataque cardiaco. Fumar tabaco, comer grasas saturadas y no hacer ejercicio físico tienen el mismo efecto. Por otra parte, las dietas con el tipo adecuado de grasas pueden favorecer la interrupción del proceso de detención de la coagulación, o proceso fibrinolítico.

Hay todavía otra dimensión importante en lo referido al proceso de coagulación. Se refiere al sistema prostaglandínico, el «servicio de mensajería local» situado en las paredes de las arterias. Éste consigna substancias que pueden tanto favorecer la agregación de plaquetas y la coagulación (el mensajero, en este caso, es una prostaglandina llamada tromboxano A_2) como prevenir la agregación, reducir la coagulación y abrir los vasos sanguíneos (realizado por la prostaciclina). Puesto que estos mensajeros químicos están también hechos de los materiales en bruto de las grasas que comemos, podemos favorecer el sistema de prevención de la coagulación a través de la elección de una dieta adecuada.

Por ejemplo, el pescado y el aceite de pescado son buenos para la circulación. El aceite de pescado, en particular, contiene una sustancia llamada EPA (ácido eicosapentanoico). Nuestros ancestros solían conseguir EPA de los animales salvajes. La carne de los animales domésticos o de granja no contiene esta sustancia, de modo que, en nuestra dieta diaria, sólo podemos obtenerla del pescado. El hombre que descubrió los benéficos efectos para la salud del aceite de pescado fue el doctor Hugh Sinclair, un experto en nutrición de Oxford. A comienzos de los años ochenta, el doctor Sinclair fue a convivir con los esquimales para averiguar por qué padecían tan pocas enfermedades cardiacas a pesar de su dieta rica en grasas. Estudió y probó la dieta esquimal, que consistía exclusivamente en pescado. Aunque su corriente sanguínea se enriqueció en cuanto a tipos de grasa, sufrió hemorragias nasales y heridas espontáneas debido a la reducción de la coagulación. Nosotros no necesitamos ir tan lejos como él. Los suplementos naturales de pescado ricos en EPA se han llegado a convertir en un método de reducción del colesterol y de prevención de la coagulación indeseada, muy popular y ampliamente aprobado por la clase médica.

Un remedio natural en la dieta diaria

Cientos de estudios han demostrado que las grasas animales tienen la desafortunada facultad de incrementar el nivel de colesterol, de LDL y de la coagulación sanguínea. Esto es algo ampliamente aceptado hoy en día. No obstante, esto no es todo; la grasa total que se suele ingerir en una dieta normal contribuye a agravar el problema, y debería reducirse. En Japón —donde la incidencia de enfermedades coronarias es la más baja del mundo desarrollado— la grasa representa alrededor del 12 % del total de la dieta, mientras que en Gran Bretaña el porcentaje es tres veces mayor.

Al nacer, un bebé humano tiene unos 1,3 mmol de colesterol LDL por litro de sangre (o 50 mg/100 ml), y éste es el nivel para el cual el sistema se encuentra en equilibrio. Pero en los países occidentales, el nivel normal de LDL en un adulto es de 3,2 mmol/l (125 mg/100 l). Es posible reducir el nivel de LDL a su punto original. Se ha probado que una dieta vegetal, sin productos lácteos, huevos y carne, puede conseguirlo. Aunque pocos son capaces de alcanzar este objetivo, los vegetarianos tienen, por regla general, mucho menos LDL y mucho más HDL, y, por supuesto, una probabilidad más baja de padecer problemas cardiovasculares.

Para estudiar los efectos de una dieta vegetariana en la salud del sistema circulatorio se necesita comparar dos grupos que vivan de una manera similar, pero con la diferencia de que unos coman carne y otros no. Los adventistas son un ejemplo de este tipo de grupo. Un estudio sobre 24.000 personas adventistas no fumadoras, realizado en los Países Bajos a mediados de la década de los ochenta, comparó a los vegetarianos con los que no lo eran, y encontró que los últimos eran tres veces más propensos a incurrir en ataques cardiacos que los primeros. Las dietas de los vegetarianos poseen más fibra que las dietas normales. Esto es algo excelente para la salud arterial; al pasar la fibra por el sistema digestivo, éste absorbe la grasa y la bilis y la expulsa del cuerpo. De hecho, el hígado fabrica bilis como manera de deshacerse del colesterol.

El hígado convierte en grasa tanto al azúcar como al alcohol. Tras años de un consumo excesivo de alcohol o azúcar, el hígado llega a producir un exceso de grasa que envía a la sangre para ser almacenada. El ayuno o el ayuno parcial es un buen método para librar al cuerpo de la grasa sobrante, y también para mejorar la circulación sanguínea y eliminar toxinas. En el capítulo 7 se ofrece un régimen general para cuidar la salud general de la circulación.

Una dieta saludable en este sentido incluye vegetales, fruta, frutos secos y semillas. Los alimentos con fibra también son de gran ayuda, especialmente los que contienen fibra soluble, como, por ejemplo, las frutas y vegetales. Este tipo de fibra envuelve al colesterol perjudicial vertido por el hígado en forma de bilis, y facilita que éste salga del organismo a través de los intestinos.

Además de pensar en reducir el consumo de grasa a menos de la mitad de los niveles usuales en occidente, deberíamos considerar qué tipo de grasa estamos comiendo. Las grasas animales fomentan la arteriosclerosis, y hoy se sabe que los aceites vegetales altamente insaturados, tales como los aceites de soja o de girasol, no son buenos para la circulación, ya que reducen los niveles del provechoso HDL. Los mejores aceites son los monosaturados, especialmente el aceite de oliva.

También sabemos que los granos integrales son más saludables que los refinados; un grupo de científicos de la Universidad de Wisconsin (Estados Unidos) ha llegado a aislar un «fármaco» reductor del colesterol a partir de la cebada. Las especias y las hierbas suelen constituir sabrosos condimentos y saludables complementos de la dieta, y algunas de ellas pueden incluso reducir el nivel de colesterol. Entre este tipo de alimentos se encuentra, en definitiva, el ajo.

La mayor parte de las investigaciones se han centrado en el hecho de que hay muchos nutrientes en la dieta que pueden ayudar a proteger el sistema circulatorio, así como en detectar en qué medida los alimentos refinados y procesados de manera industrial pueden reducir la presencia que dichos nutrientes en la dieta. Estos nutrientes incluyen los antioxidantes: vitaminas C y E, ácidos grasos esenciales, beta-caroteno, zinc, cobre, selenio y magnesio. No es fácil, aunque sí muy caro, obtener estos «micronutrientes» como suplementos, pero se pueden obtener fácilmente de los alimentos naturales y no refinados.

El ajo, como veremos en los siguientes capítulos, tiene el más amplio espectro y los mayores efectos benéficos sobre todos los procesos descritos anteriormente. Reduce significativamente los niveles de colesterol en la sangre (especialmente los referidos a las dañinas lipoproteínas de baja densidad) y también incrementa la tendencia de la sangre a disolver los coágulos. El ajo parece hecho a propósito para ayudarnos en todos estos sentidos, y, además, sigue siendo un delicioso y natural ingrediente de nuestras dietas.

5. El ajo, los trastornos cardiacos y el colesterol

Si usted acepta el consejo de un cardiólogo o de un naturópata moderno, habrá escuchado que adoptar una dieta rica en grasas, fumar, comer productos animales y beber grandes cantidades de café son hábitos arriesgados para mantener una buena salud cardiaca. Sin embargo, en lugares como el sur de Francia, España o Italia también se encuentran por doquier ávidos comedores de carne y grandes fumadores y bebedores de café. Según esto, los amantes de la *haute cuisine* y de la sustanciosa comida española e italiana deberían encontrarse en lo alto de la tabla de personas con riesgo de ataque cardiaco. Pero, en realidad, el hecho es que normalmente las personas con estos hábitos se encuentran entre las menos propensas a padecer este tipo de problemas. En Europa, el índice de enfermedades del corazón decrece conforme nos trasladamos de norte a sur. Los griegos, y en especial los cretenses, son, junto a los japoneses, las personas con menor incidencia en este tipo de enfermedades de entre todos los habitantes del mundo desarrollado.

La respuesta está en el ajo

En la búsqueda de explicaciones para este fenómeno, los científicos pensaron al principio que beber vino, al contrario de lo que ocurre con la cerveza o los licores, podría tener un efecto benéfico para el corazón, ya que aquellos países en los que se bebe más vino parecen tener índices más bajos de enfermedades cardiacas. Esta explicación provocó el envío de montones de cartas a la revista *The Lancet,* durante 1979. Algunos médicos que estaban familiarizados con la región mediterránea escribieron cartas diciendo que, ya que beber vino y comer ajo eran cosas muy comunes allí, podría ser también este último ingrediente el que influyera en la prevención de enfermedades del corazón. A continuación, un meditado y cuidadoso análisis estadístico realizado por la Universidad de Western Ontario, en Canadá, confirmó que cuanto más ajo se consume en un país, más bajo es el índice de enfermedades del corazón, y que, en definitiva, el ajo estaba mucho más estrechamente relacionado con la salud cardiovascular que el vino.

¡Impresionante! Sin embargo, los científicos admitieron que había evidencias derivadas de las estadísticas epidemiológicas que hacían pensar también en la posible influencia del sol benefactor o el alto consumo de aceite de oliva y vegetales frescos, así como en el relajado estilo de vida o algún otro factor desconocido como causas de la baja incidencia de este tipo de trastornos en los países mediterráneos.

¿Qué tienen que decir a esto las personas que viven en los países mediterráneos? ¿Cuál puede ser su secreto? Si se les consulta, dirán que la respuesta es el ajo. Tras siglos de experiencia, reconocen al ajo como protector de la salud de sus arterias. Ciertamente, muchas de estas personas creen que su uso en la cocina fue desarrollado especialmente para equilibrar la dieta y neutralizar los dañinos residuos provenientes de la gran cantidad de carne consumida. Se puede observa una combinación de costumbres similar en otros países fuera del ámbito mediterráneo; los coreanos, por ejemplo, comen mucha carne y toman mucho ajo en las comidas... Y su índice de salud cardiovascular es también alto. El ajo se encuentra raramente en la mesa de sus vecinos, los japoneses, pero estos conservan una dieta más ligera, en la que predomina el pescado sobre la carne.

Este tipo de hechos sugiere, aunque no prueba, que el ajo puede ser efectivo para reducir el riesgo de enfermedades del corazón. Para conseguir resultados más definitivos sería necesario tomar al menos dos grupos de personas que tengan un estilo de vida similar, siendo uno de ellos un grupo de grandes comedores de ajo y el otro no, y estudiar las diferencias entre su salud y estado físico. En la década de los setenta, el doctor G. S. Sainani y sus colegas del Sassoon General Hospital de Pune, en India, dirigieron un estudio de este tipo entre los *jainís,* una antigua comunidad religiosa aún viva (jainismo). Todas las familias jainís tienen dietas vegetarianas parecidas, con la particularidad de que unos acostumbran comer cebollas y ajo, mientras que otros, más estrictos con sus antiguas costumbres y tradiciones, se abstienen de comer estas plantas. El doctor Sainani reunió a tres grupos de jainís cuyas dietas eran muy similares en cantidad y tipo de alimentos. No obstante, en uno de los grupos, cada miembro consumía alrededor de unos 600 g de cebolla y 50 de ajo (unos

17 dientes) por semana; el segundo grupo comía unos 200 g de cebolla y 10 g de ajo semanalmente, mientras que el tercer grupo no comía ni ajo ni cebolla. Se encontró que la relación entre el consumo de ajo y cebolla y la cantidad de colesterol y grasa en la sangre de los jainís era muy directa. Los que comían más ajo tenían un 25 % menos de colesterol que aquellos que no lo tomaban. Puesto que las investigaciones han demostrado que una caída del 10 % en el colesterol en la sangre reduce el riesgo de ataque al corazón en un 20 %, este dato marca una diferencia importante.

Los estudios demuestran la efectividad del ajo

Tan pronto como los científicos se dieron cuenta de que el ajo podría tener una acción preventiva contra los trastornos cardiacos, comenzaron a experimentar con él en pruebas de laboratorio. Los primeros experimentos tuvieron lugar en el Tagore Medical College, en Rajasthán (India), la Universidad de Kerala (India), la Universidad de Kyoto (Japón), la Universidad de Wisconsin (Estados Unidos) y la Alcorn State University, en Mississippi (Estados Unidos). Estos estudios se centraron en los niveles de colesterol en la sangre. Los investigadores indios tenían ya la corazonada de que el ajo podía favorecer la circulación, ya que descubrieron que, en la medicina tradicional india, el ajo se emplea para reducir la grasa en la sangre. En realidad, ya los antiguos textos afirmaban que las madres en periodo de lactancia no deben tomar grandes cantidades de ajo, ya que este podía «aclarar» su leche.

El estudio de animales con enfermedades cardiacas nos ha proporcionado la mayor parte de la información que conocemos sobre ellas, y han confirmado muchas de las hipótesis para su correcto tratamiento, incluido el uso del ajo. Desafortunadamente, es demasiado fácil provocar la arteriosclerosis en un animal; basta con proporcionarle continuadamente una dieta típicamente moderna como la que llevan muchas personas, una dieta muy rica en mantequilla y carne grasa. De este modo, pronto aparecen en el animal todos los síntomas característicos de la arteriosclerosis.

El efecto del ajo ha sido testado de manera extensa en los animales. Las primeras observaciones fueron realizadas en 1933 por científicos del este de Europa, los cuales buscaban confirmar la creencia local de que el ajo detenía la arteriosclerosis en edades avanzadas. En un estudio con gatos, descubrieron que el ajo no sólo podía detener la arteriosclerosis, sino también invertir su proceso. En las décadas de los ochenta y noventa del siglo XX, otros estudios más precisos demostraron que si los conejos, los cerdos u otros animales son cebados con alimentos ricos en colesterol o mantecas junto a su comida habitual, sus niveles de colesterol en sangre se elevaban de una manera anormal. Pero si se les daba también ajo fresco, zumo de ajo, aceite de ajo o cualquier otro preparado a partir del ajo se prevenía por completo este incremento. Esto último ha sido demostrado en cerca de cincuenta estudios científicos publicados en diferentes medios.

Por ejemplo, en un estudio de la Alcorn State University, los animales fueron alimentados con su comida habitual más una cantidad de colesterol que se correspondía con el uno por cien del total de la dieta (una proporción excepcionalmente elevada). A algunos de los animales se les dio también cierta cantidad de ajo seco o extracto de ajo. Como era de esperar, el nivel de colesterol en sangre e hígado crecieron y permanecieron altos. No obstante, el ajo seco y el extracto de ajo redujeron en un 25 % el colesterol en sangre, y hasta un 50 % en el hígado.

¿Puede esto interpretarse como una verdadera protección contra las enfermedades cardiacas? No ha habido estudios que comparen el número de ataques al corazón en animales alimentados con ajo y en animales que no estaban alimentados con ajo. Pero, no obstante, varios estudios han examinado la acumulación de grasas en las arterias. Cuando a un animal se le proporciona una dieta rica en grasas y, como consecuencia, crece su nivel de colesterol, dicho animal acaba presentando una mayor cantidad de depósitos de grasa en las arterias. Cuando el ajo se suma a su dieta, la concentración de cúmulos de grasa en las venas y arterias puede llegar a detenerse. Algunos estudios han demostrado que el consumo de ajo puede realmente invertir el proceso de formación y acumulación de grasa; es decir, el ajo puede actuar como limpiador de la grasa arterial, aunque para ello se necesiten grandes cantidades de ajo durante un largo periodo de tiempo.

De alguna manera, quedó claro que el polvo de ajo fresco y el aceite de ajo eran efectivos. Ha habido también varios estudios similares con alicina pura y dialil disulfuro (los principales ingredientes del aceite de ajo) que obtuvieron resultados parecidos. Estos estudios demostraron, por tanto, que cualquier preparado oloroso a base de ajo puede ser efectivo contra la arteriosclerosis. Había poca diferencia si el incremento de grasa en sangre en los animales estaba producido por una alimentación rica en mantequillas, mantecas, colesterol, grandes cantidades de azúcar o alcohol. Todas estas inhabituales dietas (inhabituales para los animales, por supuesto) producían incrementos en los niveles de colesterol y grasa en la sangre que sólo podían reducirse incluyendo el ajo en la dieta de los animales.

En otro ejemplo, el profesor Arun Bordia del Rabindranath Tagore Medical College, en Rajasthán (India), cebó a un grupo de conejos con comida rica en colesterol y, al mismo tiempo, les proporcionó grandes cantidades de aceite de ajo. Comparó los resultados con aquellos conseguidos por el *clofibrato*, uno de los tratamientos médicos estándar para las personas con problemas de colesterol alto. Esto reveló que el ajo era mucho más efectivo que el clofibrato a la hora de reducir el colesterol acumulado en las placas arterioscleróticas de las arterias, así como para disminuir los niveles de colesterol en sangre.

Esta investigación también nos da la oportunidad de comprender cómo consigue el ajo sus destacados efectos. Según científicos tales como David Kritchevsky del Instituto Wistar, en Filadelfia, el ajo desacelera la creación de grasas y colesterol en el hígado al retardar los catalizadores y, por consiguiente, la «línea de producción» completa que produce el colesterol. Esto significa que los niveles de colesterol se ven reducidos incluso cuando no existe una sobredosis de colesterol en la dieta, hecho que ha sido demostrado en varios estudios sobre animales. Por ejemplo, una investigación realizada en los laboratorios del Departamento de Agricultura de Estados Unidos, en Madison (Wisconsin), se centró en alimentar a cerdos con su dieta normal y con extracto de ajo. El resultado fue que el colesterol LDL (o colesterol «malo») disminuyó hasta la mitad, el provechoso colesterol HDL se incrementó en un

20 % y la producción de estas grasas en el hígado fue también reducida a la mitad. Es interesante destacar que los más modernos y potentes fármacos reductores del colesterol, tales como la simvastatina o la lovastatina también actúan sobre el cuerpo de un modo similar.

Se ha demostrado que los animales alimentados con ajo excretan más bilis y más grasa. Por consiguiente, aún puede estar en activo otro mecanismo, parecido al usado por los modernos y suaves fármacos basados en las fibras (derivadas del ácido fíbrico), tales como el gemfibrozilo y el clofibrato empleados para reducir la grasa en sangre. Al igual que ellos, el ajo puede ayudar al hígado a eliminar el colesterol sobrante en forma de bilis, que será luego expulsada del cuerpo.

Los estudios con animales también indican que la terapia con ajo puede realmente eliminar la grasa de las paredes de los vasos sanguíneos, y hacer desaparecer a alrededor de la mitad de las placas arterioscleróticas. Dos estudios usaron los ingredientes activos del ajo en forma pura sintética. En investigaciones sobre animales arterioscleróticos, científicos de China usaron alicina pura e investigadores indios usaron dialil disulfuro. En ambos casos fueron capaces de prevenir y, en algún grado, eliminar los depósitos grasos en las arterias, incluidas las arterias próximas al corazón.

Experimentos con ajo sobre humanos

Los estudios sobre animales son orientadores y efectivos, pero sólo las investigaciones sobre seres humanos llegan a ser realmente convincentes. Una cuestión a tener en cuenta es que la investigación con animales siempre emplea dosis exageradamente altas. La pregunta es: ¿puede el ajo funcionar en las personas usando dosis diarias normales? Los múltiples estudios clínicos que se han llevado a cabo se han dirigido hacia tres cuestiones principales. ¿Permitirá el ajo deshacerse de la grasa extra tras una comida rica en ellas? ¿Reducirá el ajo la cantidad de colesterol y grasa en personas que ya padecen de altos niveles de colesterol y grasa en sangre o de trastornos cardiacos? ¿Lo hará también en aquellas personas con niveles normales?

Una dieta de ajo y alimentos grasos

En India, donde se ha desarrollado un considerable esfuerzo de investigación sobre el tema, ha habido tres estudios destacados sobre los efectos de mezclar en la dieta, y al mismo tiempo, ajos, cebollas y alimentos grasos. Por ejemplo, en un estudio realizado en el departamento de cardiología del Rabindranath Tagore Medical College, a cierto número de personas se les administraron desayunos que incluían 100 g de mantequilla. Esto condujo a un incremento de un 10 % del colesterol en sangre a las pocas horas después, junto a una caída de más del 20 % en la tendencia fibrinolítica (de detención de la coagulación) de la sangre. De todas formas, si el jugo de ajo o el aceite de ajo se añadía también a la comida, estos cambios se prevenían por completo. De hecho, la tendencia reductora de la coagulación se incrementaba en un 20 %. A partir de estos y otros estudios similares, podemos concluir que comer ajo con alimentos grasos ayuda a la gente a deshacerse más fácilmente de las grasas, y que reduce sus perniciosos efectos secundarios.

Esto último quizá nos anime a añadir ajo a la mantequilla o a servir pan de ajo en las comidas. Sin embargo, incluir más ajo en las dietas no debería suponer que nos olvidemos de restringir la cantidad de grasas que consumimos a diario. Es decir, el ajo no debe ser entendido como un antídoto. El desarrollo de la arteriosclerosis es un profundo y largo proceso causado tanto por la adopción de hábitos dañinos para el corazón como por el mantenimiento de los mismos durante años. Los cambios que conlleva son demasiado amplios e irreversibles como para que el ajo los pueda solucionar por sí solo. El ajo puede contribuir a frenar la corriente de grasas que atraviesa nuestro sistema circulatorio, pero no reparará todo el daño hecho. Por eso necesitamos dirigirnos a las causas raíces de la arteriosclerosis, y usar el ajo como una ayuda adicional para mejorar la salud.

El efecto del ajo sobre el colesterol «alto»

Según una treintena de estudios clínicos, tomar entre uno y dos dientes de ajo al día (o su equivalente en un producto elaborado a partir de ajo) reduce la tasa de colesterol en sangre en una media del 15 % (suficiente para reducir el riesgo de ataque al corazón en un 30 %). Un estudio alemán que fue completado en 1988 examinó a cuarenta personas de mediana edad con niveles altos de colesterol. Su media inicial era de 7,6 mmol/l (295 mg/100 ml). A la mitad del grupo se les dio productos de ajo equivalentes a un diente por día durante tres meses. A la otra mitad se les administró un placebo (un preparado de aspecto similar pero sin ninguna propiedad específica). Los niveles de colesterol de aquellos que tomaron ajo cayeron ininterrumpidamente a lo largo de los tres meses hasta una media de 6 mmol/l (233 mg/100 ml), un descenso de más del 20 %. Aquellos que tomaron placebo permanecieron más o menos igual. Esto es más de lo que se puede esperar de los fármacos modernos vigentes. Además, no hubo evidencias de ningún tipo de efecto secundario, y aquellos que tomaron ajo se sentían incluso más activos y energéticos hacia el final del estudio.

El hecho de que haya tantos estudios sobre el ajo es bastante inusual en el mundo de la medicina fitoterapéutica, la cual no ha gozado del abundante apoyo financiero para la investigación dedicado a las medicinas químicas. En realidad, hoy hay muchos fármacos oficiales en el mercado que no se han beneficiado de tantos estudios clínicos experimentales. Y, curiosamente, estos estudios tienen en la actualidad un alto grado de calidad. Pongamos dos instructivos ejemplos. En 1990, el profesor F. H. Mader y sus colegas llevaron a cabo una investigación en muchos centros de Alemania sobre 261 pacientes con exceso de colesterol seleccionados de manera aleatoria. A algunos se les dieron ocho pequeñas tabletas de ajo (equivalentes a algo menos de un diente) por día, a otros se les administró placebo. Tras 16 semanas, los niveles de colesterol del grupo del ajo eran de alrededor del 10 % menores, y cuanto peor era el problema que padecían mayor fue la reducción de colesterol. Curiosamente, muy pocos de los participantes en la prueba notó olor en las tabletas, aunque ésta es con frecuencia una queja habitual.

En un estudio realizado en 1993 por el doctor A. K. Jain y sus colaboradores en la Universidad de Tulane (Nueva Orleans), a un grupo de sujetos con índices de colesterol moderadamente altos se les dio una cantidad de ajo en tabletas similar a la que se usó en el estudio del profesor Mader. Al igual que la mayoría de los estudios previos, éste también se realizó a doble ciego, es decir, que ni los investigadores ni los pacientes sabían quién estaba recibiendo ajo y quién placebo. El colesterol cayó en un 6 % y el colesterol LDL en un 11 %. Esta es una pequeña pero valiosa reducción, equivalente a la que consiguen los más suaves fármacos reductores del colesterol usados en la actualidad. Una vez más, apenas nadie notó ese olor característico que aconseja encerrar el ajo en tabletas perfectamente herméticas.

El efecto del ajo sobre el colesterol «normal»

La cuestión permanece: ¿reduce el ajo el colesterol en cualquier persona, tanto si tiene niveles altos como si no, o lo hace sólo en aquellos con verdaderos problemas? La respuesta no es tan clara, ya que la mayoría de nosotros tenemos niveles más altos de lo debido, incluso aquellos que tienen niveles llamados «normales». No obstante, los estudios parecen apuntar a que el ajo tiene algún efecto en todos los casos, aunque cuanto mayor es el colesterol en sangre, mayor es la reducción posible. Por ejemplo, algunos estudios realizados en India con personas que tenían unos niveles normales de colesterol (por debajo de 5,2 mmol/l, o 200 mg/100 ml) detectaron disminuciones de sólo un pequeño porcentaje, mientras que los mismos estudios realizados sobre personas en zona «de riesgo» (sobre 6,5 mmol/l, o 250 mg/100 ml) obtuvieron caídas por encima de un cuarto.

El ajo como remedio a largo plazo

Otra conclusión que se obtiene a partir de la investigación científica es que administrar dosis más altas a lo largo de largos periodos produce mejores resultados. El ajo trabaja desde el momento en que se ingiere, pero la toma debe continuar durante al menos tres meses para que los efectos sean significativos. Las evidencias también demuestran que tan pronto como se deja de tomar ajo, el nivel de grasa en sangre retorna al que se tenía antes de usarlo. Este hecho es satisfactorio para los científicos, ya que demuestra que es el ajo lo que es efectivo, y no cualquier otra cosa. Para el resto de nosotros, esto significa que el ajo no es una poción mágica que basta con tomar una y otra vez, sino un alimento medicinal cuyo consumo regular debería ser una parte esencial de los hábitos cotidianos para reducir los altos niveles de grasa y colesterol en sangre.

Esta cualidad de refuerzo curativo fue bien demostrada en un estudio llevado a cabo por el profesor E. Ernst de la Universidad de Munich y publicado en el *British Medical Journal*. El profesor Ernst escogió pacientes con altos niveles de colesterol (sobre 6,7 mmol/l, o 260 mg/100 ml). A la mitad se les proporcionó una dieta baja en calorías durante seis semanas, y a la otra mitad se le dio la misma dieta con un preparado de ajo equivalente a sólo un poco menos de un diente por día. Aquellos que tomaron la dieta tenían menos colesterol al final del periodo, pero los que, además, tomaron ajo, aunque las dosis fuera modesta, consiguieron un amplio 10 % de reducción. Este estudio demuestra que tomar ajo y llevar una dieta sana pueden complementarse positivamente.

Es interesante ver qué clase de colesterol se ve afectado en estos casos. En el estudio del profesor Ernst fue el colesterol LDL (o «malo») el que se redujo; el colesterol HDL (o «bueno») permaneció estable. El ya mencionado profesor Bordia reunió sesenta y dos pacientes con trastornos cardiacos y elevados niveles de colesterol y examinó qué efecto podía tener sobre su salud el hecho de administrarles únicamente aceite de ajo y ninguna otra medicina circulatoria más. Estos pacientes fueron comparados con un grupo de personas sanas que también tomaron ajo. Transcurridos ocho meses, las personas saludables habían reducido su colesterol en un 15 %; su colesterol LDL se redujo también en la misma medida, y su colesterol HDL creció casi en la misma proporción. En el grupo enfermo, el colesterol creció realmente durante el primer mes, tras el cual cayó en un 30 % al final del periodo. Los cambios benéficos en el LDL y HDL fueron comparativamente mayores que en el grupo de personas sanas. El profesor Bordia sugirió que, en pacientes enfermos de corazón, el colesterol podría crecer durante un corto periodo de tiempo tras ingerir ajo debido a que éste se encontraba actuando sobre las paredes arteriales para desalojar el colesterol. Si esto fuera cierto supondría que el ajo es capaz de revertir el proceso arteriosclerótico al eliminar la producción de grasa. Esto situaría al ajo como medicina natural no sólo curativa, sino también preventiva.

Un dogma de la medicina asegura que la arteriosclerosis es un proceso sin retorno que puede ser detenido, pero no revertido. Sin embargo, hoy, ésta es una cuestión abierta. La dieta y los tratamientos apropiados pueden, al parecer, invertir el proceso arteriosclerótico en mayor o menor grado, siempre que se realice un gran esfuerzo para cambiar en un sentido amplio los hábitos de vida. Volver a consumir ajo es uno de estos hábitos.

El ajo y la salud circulatoria general

No hay otra manera de fijar el grado de salud del sistema circulatorio humano sino midiendo los diversos síntomas visibles de degeneración del mismo. El síntoma más conocido es, por supuesto, el ataque cardiaco. Sin embargo, determinar si el ajo reduce la posibilidad de sufrir ataques cardiacos requeriría un largo y costoso estudio sobre un grupo de muestra de muchas personas durante mucho tiempo. En un simposio sobre el ajo organizado en Alemania en 1989, el profesor Arun Bordia expuso que había llevado a cabo tal estudio durante tres años hacia mediados de la década de los ochenta del siglo XX. El grupo de muestra estaba formado por 439 pacientes que ya habían tenido un ataque al corazón en alguna ocasión. Todos estaban recibiendo un tratamiento médico estándar, pero a la mitad de ellos también les era administrado aceite de ajo. Tras tres años, hubo, aparentemente, una caída de dos tercios en la incidencia de un segundo ataque en el grupo que había tomado ajo.

Se ha demostrado que el ajo reduce una amplia gama de otros síntomas de la arteriosclerosis. Durante mucho tiempo, los doctores rusos han estado usando preparados a base de ajo como tratamiento estándar para la arteriosclerosis (especialmente en personas de edad avanzada) y, además, han informado de la producción de mejoras de la circulación en las piernas y las manos, en el sueño, etc. Estudios más recientes realizados en China sobre 300 pacientes (y sobre una muestra similar en número en India) encontró que se producía una rápida mejora en los síntomas como el dolor de cabeza, la presión en el pecho, la fatiga, la pérdida de apetito y los problemas digestivos. No obstante, cuando el ajo era retirado del tratamiento al final del estudio, los síntomas regresaban. Una vez más vemos que el ajo actúa como colaborador a largo plazo de la salud antes que como remedio rápido.

Un síntoma relativamente común y doloroso de la arteriosclerosis es la insuficiente irrigación sanguínea de las extremidades. El empeoramiento de esta situación (conocida como «claudicación intermitente») puede llegar a impedir caminar al paciente. En estos casos, el ajo se ha revelado de gran ayuda; aumenta el efecto benéfico conseguido mediante el ejercicio físico, la dieta y otros tratamientos, aunque su efecto es mejor antes de que el problema haya llegado a convertirse en muy severo. Un estudio llevado a cabo en Alemania, y publicado en *Medical Practice* en 1986, examinó a cincuenta y tres pacientes antes y después de cuatro semanas de tratamiento con dosis de ajo equivalentes a sólo un cuarto de diente al día. Se llevaron a cabo pruebas en la circulación sanguínea en las piernas, y se encontró que había mejorado en un 50 %. De cualquier forma, todavía es necesario realizar un cuidadoso análisis médico de cómo los síntomas de la arteriosclerosis se ven afectados por el consumo de ajo.

El ajo y la presión sanguínea

Es comprensible que si los vasos sanguíneos se estrechan debido a la formación de placas y depósitos de grasa, el corazón debe necesitar bombear con más fuerza para mantener el mismo flujo de sangre en el sistema circulatorio. La arteriosclerosis puede conducir, por consiguiente, a una elevación de la presión sanguínea. Esto, a su vez, supone una carga extra para el corazón y puede incluso dañar los vasos sanguíneos, precipitar más ateromas (las placas de grasa que se forman en los vasos) e incrementar el riesgo de infarto. El aumento de la presión sanguínea puede producirse también debido a las situaciones de estrés, tensión y estados especiales de excitación nerviosa, así como por la presencia de toxinas en el organismo, por la ingesta de demasiada cafeína o por una inundación de los tejidos debida a un exceso de sal en la dieta o a desórdenes hormonales. Una presión arterial alta es el factor de mayor riesgo de ataque cardiaco, seguido del colesterol. La presión normal de la sangre cuando el corazón se contrae (sístole) es de 120 mm Hg (o milímetros de mercurio), y cuando el corazón se expande (diástole) es de 80; esta relación se expresa como 120/80. Según las estadísticas realizadas por las compañías de seguros de vida, a un hombre de unos 35 años con una presión sanguínea de 150/100 se le atribuye una reducción de unos dieciséis años en su expectativa de vida. ¿Puede ayudar el ajo en estos casos?

La respuesta es que sí, aunque sus efectos sean moderados. Mientras la acción del ajo sobre las formaciones de grasa y la coagulación de la sangre es tan grande como la de los modernos fármacos al uso, no ocurre lo mismo con su efecto sobre la presión sanguínea. Hasta hace poco, la única evidencia disponible de este aspecto era un informe médico del este de Europa y Rusia, donde el ajo es parte del tratamiento habitual para reducir la presión sanguínea. Pero en los últimos años también se han completado varias investigaciones serias en Europa occidental. Se descubrió que se podía conseguir una caída de entre doce y treinta milímetros de mercurio en la presión sistólica de la sangre y de entre siete y veinte milímetros en la diastólica mediante la administración de ajo a los pacientes con elevadas presiones sanguíneas. Una reducción más limitada se observó en aquellos pacientes con presiones sanguíneas normales.

Otro ejemplo. En un estudio sobre veinte pacientes realizado en 1988, a cada uno de ellos se les administró ajo en tabletas en una dosis equivalente a medio diente al día. Este grupo fue comparado con otro similar que recibió reserpina, un fármaco estándar usado para reducir la presión sanguínea. El estudio se realizó a doble ciego (es decir, ni pacientes ni médicos sabían quién estaba tomando reserpina y quien ajo). En dos semanas, la media de la presión sistólica de la sangre en el grupo que tomaba ajo cayó de 176 a 164, aproximadamente un 7 %; la presión diastólica se redujo de 99 a 85, un descenso del 14 %. El efecto de la reserpina fue más o menos el mismo. Curiosamente, sólo el ajo redujo al mismo tiempo el nivel de grasa en la sangre. Los fármacos convencionales usados hoy en día para tratar la elevada presión sanguínea son bastante específicos y no afectan al colesterol.

Parece claro que el ajo fresco, el aceite de ajo y otros preparados son muy efectivos. Por ejemplo, un preparado de aceite de ajo probado sobre 14 mujeres de edad avanzada con una elevada presión sanguínea consiguió que los casos menos severos se convirtieran en casos normales. No obstante, aquellos cuyo estado se debía a problemas de índole renal no gozaron de ningún efecto. En otro estudio sobre 82 pacientes, el efecto de las píldoras de ajo desecado fue comparado con el de un placebo; la presión de la sangre se redujo en la medida antes descrita en el grupo que tomó píldoras, pero no hubo ningún efecto en el grupo de placebo. En ambos estudios, los síntomas tales como el dolor de cabeza, los vértigos, el zumbido en las orejas y el insomnio presentaron considerables mejoras.

Hay algunas dudas sobre cómo actúa el ajo sobre la presión sanguínea. Tradicionalmente se acostumbraba a pensar que el ajo limpiaba el intestino de bacterias, es decir, del tipo de bacterias que convierten los componentes de los alimentos en sustancias indeseadas que elevan la presión arterial. Las teorías sobre la higiene intestinal estaban entonces en auge. Hoy, estos puntos de vista han sido generalmente superados por la evidencia de que el ajo afecta a las prostaglandinas. Estas sustancias están presentes en los vasos sanguíneos y se encargan de abrirlos, relajarlos y contraerlos. Si las venas periféricas del cuerpo están relajadas, entonces hay menos resistencia a la corriente sanguínea. Hasta aquí, hay numerosas pruebas que demuestran que el ajo incrementa la corriente sanguínea en estos pequeños vasos, y también sabemos que afecta al sistema de la prostaglandina. Así, es razonable pensar que ambos están relacionados. Existe también la creencia tradicional de que el ajo hace sudar más y que esto reseca el organismo; este efecto, si se da, también reduce la presión arterial.

Este capítulo ha descrito un montón de estudios sobre grupos de personas. No obstante, cada persona que toma ajo es un caso particular, y así como las causas y los efectos de los trastornos circulatorios difieren en cada caso, así también sucede con los efectos del ajo. Existen evidencias demostradas de que en algunas personas el ajo tiene efectos terapéuticos muy drásticos o espectaculares, mientras que en otras no parece provocar grandes mejoras. Los resultados generales, son, no obstante, abrumadoramente positivos. Cada uno de nosotros debería reflexionar de manera racional y selectiva sobre qué tipo de tratamiento escoger, así como sobre cuáles son nuestras reacciones personales. Escogiendo el ajo no correrá ningún riesgo de padecer efectos secundarios. Es muy probable que nuestra salud mejore, bien de manera leve o bien profundamente. En cualquier caso, vale la pena probarlo.

6. Cómo «aclara» la sangre el ajo

Como ya hemos indicado, los coágulos de sangre que se crean en las arterias actúan como los desperdicios que hacen que una cañería de desagüe se atasque. No ofrecen peligro mientras la sangre sigue fluyendo sin problemas a lo largo de los vasos sanguíneos abiertos, pero cuando éstos se estrechan, este mecanismo «salvavidas» puede crearnos serios problemas. Los principales coágulos o trombos, pueden llegar a obstruir las vitales arterias coronarias y causar un infarto cardiaco, o bloquear una vena cerebral y causar una embolia o un infarto cerebral, u obturar los vasos sanguíneos de las extremidades y causar una trombosis venosa u otras complicaciones. El mecanismo de coagulación (y especialmente las plaquetas) también juegan un papel fundamental en la aparición de placas arterioscleróticas.

El ajo es uno de los mejores remedios anticoagulantes que se conocen. Hay varias maneras de medir sus efectos. La resistencia del mecanismo de descoagulación de la sangre puede ser medido. Asimismo, tanto la tendencia de las plaquetas a agregarse como el tiempo de coagulación se pueden medir también a través de una simple muestra de sangre. La mayor o menor viscosidad de la sangre, es decir, su fluidez, también puede ser analizada; éste es un factor importante en lo referente a las situaciones de altas presiones sanguíneas, ya que el corazón tiene que trabajar más duramente para empujar con más fuerza la sangre hacia el sistema.

La coagulación de la sangre, la grasa alimenticia y el ajo

La cantidad y calidad de grasa que incluimos en nuestra dieta tiene una poderosa influencia en la tendencia coagulante. Las grasas saturadas y el colesterol incrementan la coagulación de la sangre, mientras que, en el otro extremo, los aceites de pescado la reducen gracias a su contenido en ácido eicosapentanoico (o EPA). Varios estudios iniciales sobre los efectos del ajo intentaron descubrir si el ajo podía paliar el incremento en la tendencia de coagulación de la sangre producida como consecuencia de las comidas ricas en grasas. El profesor Arun Bordia, iniciador de los estudios sobre la relación entre los niveles de colesterol y el consumo de ajo en animales, fue también el primero en examinar la capacidad del ajo para conducir a la coagulación a sus constantes normales. Bordia estaba impresionado con la antigua sabiduría india, que se remonta a más de dos mil años atrás, hasta Charaka, el padre de la medicina india tradicional, la cual considera que el ajo puede ayudar a mantener la fluidez de la sangre, a fortalecer el corazón y prolongar la vida. «Excepto por su desagradable olor», escribió Charaka, «el ajo debería ser más valorado que el oro».

El profesor Bordia dio pequeñas cantidades de colesterol junto con su dieta normal a conejos durante varios meses. Los coágulos se tomaron dos veces más tiempo del habitual para deshacerse durante este periodo debido al incremento del colesterol. No obstante, si a los conejos se les daba aceite de ajo junto con la dieta normal, no sólo se conseguía que no decayera la actividad de descoagulación (o fibrinolisis), sino que ésta se incrementaba en un 10 %. En un estudio similar, el profesor Bordia descubrió que el aceite de cebolla podía alcanzar más o menos idénticos efectos. Estas observaciones han sido repetidas una y otra vez en laboratorios de todo el mundo.

El profesor Bordia y otros investigadores han llevado también a cabo estudios parecidos sobre personas. Una vez más, la actividad descoagulante (o fibrinolítica) decreció tras ingestas de comidas ricas en grasas. Esto pudo observarse fácil e inmediatamente, ya que es relativamente sencillo observar si el ajo detiene o no la tendencia descoagulante. Una vez más se descubrió que tanto la cebolla como el ajo no sólo detenían el proceso de coagulación, sino que incrementaban la actividad descoagulante. Ejemplo de esto son los estudios llevados a cabo, en 1969, por el profesor I. S. Menon, que entonces era miembro investigador de la Royal Victoria Infirmary, en Newcastle upon Tyne. Dichos estudios fueron publicados en el prestigioso *British Medical Journal*. La inspiración le llegó al profesor Menon, según dijo él mismo, «de un comentario casual de un paciente quien contaba que, en Francia, cuando un caballo padecía de coágulos en las patas era tratado con una dieta basada en ajo y cebolla». En este estudio, a veintidós pacientes convalecientes de su hospital se les prescribió un desayuno rico en grasas. Tras dos horas, se tomaron muestras de sangre y se encontró que la actividad de descoagulación se había reducido en un 25 % respecto a su índice antes del desayuno. No obstante, si a los pacientes se les daban entonces dos onzas (unos 57 g) de cebolla frita o hervida con la misma comida, la actividad se incrementaba en un 50 %.

En un estudio similar a cargo del doctor R. C. Jain en India, a diez personas sanas se les dio un desayuno abundante en mantequilla y se les midieron los índices de coagulación. Tres horas después se les volvió a realizar esta medición, y, tal y como se esperaba, la actividad descoagulante había decrecido desde alrededor de 84 hasta 43 unidades. De todas formas, si estas personas tomaban el mismo desayuno pero con ajo en la mantequilla, la actividad descoagulante se elevaba a 86 unidades. Su sangre se coagulaba en condiciones normales en unos 4 minutos y 15 segundos; pero después del desayuno normal (sin ajo) tardaba sólo 3 minutos y 41 segundos. Sin embargo, si se le añadía ajo a la mantequilla la coagulación tardaba en producirse 5 minutos y 7 segundos, un índice más lento que el normal.

Las consecuencias del consumo de ajo en la coagulación de la sangre son indiscutibles y drásticas. La reacción tiene lugar a las pocas horas, es fácil de medir o calcular y es de máxima eficacia. Al contrario que los niveles de colesterol, los cuales sólo presentan cambios tras largos periodos de tratamiento, la ingesta de ajo conduce a amplias e inmediatas reducciones en la tendencia coagulante de la sangre. Esto es en parte debido a la efectividad del ajo y en parte al hecho de que la coagulación responde generalmente más fácilmente a los cambios en la dieta y a otros factores; un buen rato de ejercicio físico producirá también una obvia reducción, y los modernos fármacos anticolesterol, tales como los fibratos, no sólo reducirán la tendencia coaguladora, sino que reducirán los niveles de colesterol.

La investigación clínica ha demostrado que el ajo incrementa la actividad fibrinolítica (descoagulante) y los tiempos de coagulación tanto en aquellas personas que padecen trastornos cardiacos o como en personas sanas. Por ejemplo, un estudio publicado en 1981 en el periódico *Atherosclerosis* reunió a veinte personas con enfermedades cardiacas que, además, habían padecido ataques al corazón con anterioridad. Por la mañana, su actividad descoagulante presentaba un índice de 62 unidades, y crecía levemente en las seis horas siguientes hasta las 70 unidades. Sin embargo, cuando se les daban tanto ajos fritos como crudos la actividad se incrementaba en el mismo periodo de tiempo hasta 100 unidades. Si se les administraba ajo de una manera constante durante un mes, dicho índice crecía hasta 122 unidades, con ajo crudo, o hasta 110 con ajo frito. La administración de ajo se detuvo en este punto, y la actividad descoagulante descendió hasta sus niveles originales en las dos semanas siguientes.

Un análisis de quince investigaciones clínicas de este tipo en los que se estudiaron a cientos de pacientes reveló que el ajo aumenta la capacidad descoagulante de la sangre en alrededor del 60 %. Los efectos pudieron comprobarse tras sólo un día de la toma de ajo, aunque éstos tendían a incrementarse con el tiempo. Cuando se suprimía el ajo de la dieta, la actividad descoagulante bajaba a los índices previos. En este caso, se encontró que el ajo frito y el ajo crudo podían funcionar más o menos con la misma intensidad. Otros informes clínicos confirmaron que el aceite de ajo, el extracto de ajo, el ajo fresco, el ajo seco, la cebolla y el aceite de cebolla eran todos casi igual de efectivos para «aclarar» la sangre.

Todas estas observaciones eran tan destacables y bien planteadas que, en 1981, *The Lancet* anunció en un entusiasta artículo editorial que se tenían grandes esperanzas en lograr una reducción natural de la coagulación sanguínea gracias a factores dietéticos como el consumo de ajo. Además, como queda demostrado por las investigaciones aquí comentadas, la cebolla puede también influir en el proceso de coagulación, quizás en el mismo grado que el ajo. No obstante, la cebolla no puede sustituir al ajo como tratamiento para los trastornos del corazón, ya que no posee sus otras facultades, tales como la reducción de los niveles de grasa y colesterol en sangre; es decir, no es un remedio tan completo y universal.

El ajo, las plaquetas y la viscosidad de la sangre

Las plaquetas son los elementos formes más pequeños de la sangre y constituyen la guardia avanzada del proceso de coagulación sanguínea. Son acusadamente sensibles a las perturbaciones y las alarmas químicas que indican la presencia de una herida o fractura en el cuerpo. Si tal alarma se produce, las plaquetas se agregan y liberan una cascada de activadores que inician localmente el proceso de coagulación. Se conocen varios motivos por los cuales las plaquetas se agregan con esta función; entre ellos se incluye la presencia en la sangre de unas fibras de proteínas, el *colágeno*, que normalmente forma parte de los tejidos conectivos y que no se introducen en los vasos sanguíneos a menos que se produzca algún tipo de herida o fractura en los mismos. La tan conocida alarma biológica, la adrenalina, también influye en la agregación (o agrupamiento) de las plaquetas, un mecanismo obviamente orientado a preparar al cuerpo para posibles lesiones.

La velocidad con la que se agregan las plaquetas es un indicador muy sensible de cuán espesa o viscosa es la sangre, de su velocidad de coagulación y de las probabilidades de que la coagulación sobrevenga cuando no es necesario (es decir, de las probabilidades de que se inicie el proceso de trombosis). La arteriosclerosis siempre va acompañada de algún incremento en la viscosidad de la sangre. La velocidad de agregación o adhesión de las plaquetas es también el más sencillo, fiable y rápido de los tests sobre la efectividad del ajo. Sólo se tiene que dar a comer ajo a una persona, esperar un poco y tomar una muestra de sangre. Entonces, es fácil observar al microscopio cómo se agregan las plaquetas al ser impulsadas a hacerlo, por ejemplo, por la adrenalina.

Este tipo de exámenes ha sido llevado a cabo por muchos científicos, incluido el doctor David Boullin, quien, en 1981, trabajó como miembro de un equipo de hematología del Medical Research Council, en Oxford. El doctor Boullin descubrió que la prevención de la agregación de plaquetas se hace patente dentro de la hora siguiente a la ingesta de ajo, y que continúa durante tres o cuatro horas, después de lo cual regresa a la normalidad. Esto nos ofrece un cuadro claro de la medida en que el ajo penetra en el organismo, actúa de manera terapéutica y es eliminado (al igual que otros alimentos y medicinas).

Lo que es todavía más interesante es que las dosis de ajo necesarias para reducir de manera significativa la agregación de plaquetas son bajas. La reducción de la viscosidad de las plaquetas puede detectarse en la sangre de alguien que haya comido menos de medio diente de ajo. Puesto que esto limita la coagulación de la sangre durante unas horas, entonces un diente de ajo al día (o su equivalente en productos de ajo), distribuido en dosis de mañana y tarde, podría ser suficiente para producir resultados visibles. En realidad, los pacientes con elevados niveles de colesterol en sangre que han sido tratados con tabletas equivalentes a sólo un cuarto de diente al día durante tres meses han visto reducida su tendencia a la coagulación y a la agregación de plaquetas. Gradualmente, tras un periodo de tres meses, la tendencia a la agregación de plaquetas se redujo en un 20 %, y la viscosidad lo hizo en alrededor del 30 %. Una vez más, los estudios han demostrado que el ajo fresco o en extracto y el aceite de ajo son muy efectivos.

Debido a que este método es tan sencillo y revelador de los efectos del ajo en el organismo, en el mundo entero se ha movilizado una cantidad considerable de esfuerzos de investigación. El objetivo ha sido identificar qué componentes del ajo afectan a las plaquetas y determinar cómo actúan sobre ellas. En cada caso, los científicos han sintetizado y descompuesto el ajo en sus componentes constitutivos, tras lo cual han testado el efecto de cada uno de ellos en la coagulación de la sangre. Finalmente, los investigadores han llegado a un sencillo componente puro que consideran el más efectivo. Desafortunadamente, aunque muchos equipos de investigación han dedicado enormes esfuerzos, no han llegado a la misma conclusión. Los resultados de estas investigaciones se resumen en la tabla de la página 96. En la actualidad, no sabemos cuál de estos componentes es el más efectivo. Lo único seguro que se puede decir es que cada uno de ellos es altamente activo.

Cuánto hay de cada componente en las diferentes clases de ajo o en los diferentes productos de ajo es también algo difícil de decir. Es interesante anotar que al menos dos de estos componentes, el ajoeno y el trisulfuro de metilalilo (MATS), están siendo ahora sometidos a experimentos que buscan encontrar fármacos puros y seguros contra la coagulación de la sangre.

Se ha acumulado ya una gran cantidad de conocimientos sobre cómo el ajo y sus constituyentes trabajan en la prevención de la coagulación sanguínea. Existe un acuerdo general en que los componentes sulfurosos interfieren con la maquinaria química que produce las prostaglandinas, las cuales controlan la manera en que se agrupan o agregan las plaquetas. Es interesante reseñar que una baja dosis de aspirina, el remedio más frecuente que ofrecen los médicos como prevención a largo plazo contra el exceso de coagulación, opera en el organismo de una manera similar. Pruebas comparativas realizadas con aspirina y ajo muestran que, a las dosis recomendadas, el ajo tiene al menos tanto efecto sobre la coagulación de la sangre como la aspirina.

El ajo actúa tanto sobre las prostaglandinas contenidas en el interior de las plaquetas como en el interior de las células de las paredes de los vasos sanguíneos. El ajo incrementa la producción de prostaciclina (un limitador de la coagulación) y reduce la de tromboxano A_2 (un estimu-

COMPONENTES DEL AJO QUE AFECTAN A LA COAGULACIÓN DE LA SANGRE

Equipo de investigación	Componente descubierto	Comentario
Depart. de Bioquímica de la Escuela Universitaria de Medicina George Washington (Washington, D. C.; Estados Unidos)	• adenosina • alicina • dimetil trisulfuro (y los polisulfuros relacionados)	presente en jugo de ajo fresco, extracto, etc.
Depart. de Patología del Colegio de Medicina de la Universidad de Utah (Estados Unidos)	• alicina	presente en jugo de ajo fresco, extracto, etc.
Instituto de Biología Farmacéutica de la Universidad de Munich (Alemania)	• ajoeno • vinil -1,2, ditina • dialil disulfuro	no presente en ajo fresco, quizá en ajo frito
Depart. de Fisiología de la Escuela de Medicina de la Universidad Nikon (Tokio; Japón)	• trisulfuro de metilalilo (MATS)	presente en un 5 % en el aceite de ajo
Depart. de Química de la Universidad de Delaware (Estados Unidos)	• dialil trisulfuro • vinil − 1,2 , ditina − − 1,5, hexadienil trisulfato	no presente en el ajo fresco, quizá sí en el ajo frito
Depart. de Química de la Universidad Estatal de Nueva York (Albany; Estados Unidos)	• ajoeno	no presente en el ajo fresco, quizá sí en el ajo frito
Universidad de Colonia (Alemania)	• adenosina	no presente en el ajo fresco, quizá sí en el ajo frito

lador de la coagulación). Esto hace pensar que la coagulación de la sangre es un proceso esencial que no debería ser interferido. No obstante, esto es infundado, ya que la tendencia a la coagulación en las personas de los países desarrollados es ya demasiado alta, probablemente debido a las dietas ricas en grasas que provocan la formación de depósitos de grasa en los vasos sanguíneos. Lo único que hace el ajo es reducir la tendencia a la coagulación a sus niveles normales. Tampoco existe ninguna evidencia de que la gente que come grandes cantidades de ajo en su dieta diaria tenga problemas de aumento de la sensibilidad para sangrar. En varios estudios, las personas observadas han comido el equivalente a dos cabezas de ajo al día (unos veinte dientes) durante meses sin mostrar ninguna tendencia a sangrar excesivamente. No obstante, sería bueno anotar que si el ajo se toma con aspirina y otros fármacos anticoagulantes, los efectos se potencian unos a otros. Esto no tiene por qué ser dañino, pero conviene quizá estar alerta en situaciones especiales, como, por ejemplo, las operaciones quirúrgicas.

Ahora podemos comprender los comentarios de los herbolarios del pasado que proclamaban que el ajo «aclara» la sangre. Esto ha sido ampliamente confirmado por numerosos estudios e investigaciones científicas. E incluso más, algunos de los componentes anticoagulantes que posee el ajo son tan activos que están siendo objeto de investigaciones para el desarrollo de nuevos fármacos anticoagulantes. Esto debería darnos una apreciación todavía más completa y rigurosa del sorprendente poder curativo de esta excepcional planta.

7. El ajo, las dietas sanas y la salud cardiaca

En este capítulo vamos a ir un poco más allá de las aplicaciones curativas del ajo y trataremos brevemente algunos de los otros aspectos de la salud que necesitamos tener en cuenta para mantener el bombeo del corazón y la circulación sanguínea en buena forma. Estos aspectos o principios de salud son compatibles con el empleo de ajo y provienen de la misma tradición de la medicina natural que éste. Dicha tradición afirma que podemos confiar en la naturaleza para proveernos de respuestas a nuestros problemas de salud, pero que antes debemos aprender a interpretar los mensajes de esa misma naturaleza. Los seres humanos siempre han utilizado un enorme acervo de conocimientos sobre las propiedades curativas de los diferentes alimentos y dietas, sobre las propiedades medicinales de cientos de hierbas, especias y plantas comestibles comunes, así como sobre la manera de tratar problemas de salud corrientes con remedios caseros, sobre cómo incrementar la resistencia del organismo a las enfermedades y sobre cómo cada tipo de persona debe tratarse y qué estilo de vida debe elegir para maximizar su salud y su esperanza de vida. Desgraciadamente, nuestra moderna civilización ha perdido gran parte de estos conocimientos al tiempo que ha ido creando nuevos problemas de salud, como los derivados del procesamiento industrial de los alimentos naturales y la adición de pesticidas y otras sustancias tóxicas a los mismos. En este capítulo presentaremos brevemente algunos de estos conocimientos populares, y en particular el referido a la alimentación correcta para protegernos de trastornos cardiacos. Tal y como hemos visto, esto no significa que debamos sentirnos como en un regreso a los tiempos primitivos. La ciencia moderna está aceptando gradualmente que los alimentos sanos y naturales son excelentes también para nuestra salud.

El ajo y el cuidado preventivo de enfermedades cardiacas

El ajo es ciertamente útil, pero no tanto como para librar al mundo entero de sus principales problemas de salud por sí sólo. Es decir, no es una panacea. Aquellos que realmente saben cómo usarlo lo consideran como una importante herramienta de la dieta, la cual debería formar parte de los útiles para el cuidado de la salud del mismo modo que otros útiles con que la naturaleza nos ha proveído sabiamente. No se puede esperar que el ajo nos proporcione todas las respuestas tras haberse realizado el daño a nuestro organismo. De hecho, si así fuera, estaríamos considerando al ajo del mismo modo que a los fármacos convencionales, y son precisamente estas actitudes de dependencia de las medicinas las que, en gran medida, crean los trastornos cardiacos en un primer momento. Tales actitudes mantienen que en realidad no importa qué se hace o cómo se vive, ya que siempre habrá una píldora disponible para aliviarse y «ponerse bien». Día tras día, cada vez se hace más evidente que solamente el cuidado personal puede en verdad detener los procesos degenerativos, incluido el del sistema circulatorio.

Es poco probable que el ajo reduzca por sí solo la incidencia de trastornos cardiacos a niveles como los de los vegetarianos o los de los japoneses que siguen la dieta tradicional, pero usarlo como si fuera una parte más del cuidado general de la salud quizá sí podría conseguirlo. Además, no es sólo la salud de las arterias lo que debemos mejorar. El uso del ajo no es lo único que ofrece beneficios para la salud, también conviene observar ciertos principios sanitarios de los que vamos a hablar ahora. Problemas comunes tales como la fatiga, los dolores de cabeza, la obesidad, la colitis, la artritis, la candidiasis, la hipoglucemia, el cáncer y la inmunodeficiencia pueden ser prevenidos, tratados y, con frecuencia, curados de esta manera.

Todavía hay quien reaccionaría contra la idea de que el ajo es una medicina. Esto es, en gran medida, un problema cultural. Los contrastados métodos tradicionales para mantener la salud, que forman parte ya de nuestra herencia cultural común, se han perdido en gran medida. Lo que también se ha perdido, al menos en el norte de Europa y Norteamérica, es el empleo sistemático del ajo y otros alimentos medicinales. Para restablecer su uso en nuestra vida diaria habría que hacer un pequeño esfuerzo y poner un interés especial en ello. Pero, hoy, los principios tradicionales de cuidado personal están volviendo a formar parte de nuestras costumbres. Incluso las agencias sanitarias gubernamentales los promocionan desde hace más de diez años. Con el tiempo, tanto el ajo como otros alimentos medicinales volverán a ser enteramente patrimonio del pueblo.

Hacia un programa de prevención

La primera manera de proteger el sistema circulatorio es, sencillamente, no abusar de él. La vida moderna se nos presenta como una sucesión de presiones externas que pesan sobre nuestro sistema vascular. En realidad, nosotros consideramos la elevada presión sanguínea y los ataques al corazón como algo más o menso inevitable para un adulto, algo así como lo que sucedía con la tuberculosis en el siglo XIX o con la malaria en los trópicos. Aún hoy, los japoneses no suelen sufrir de arteriosclerosis a menos que emigren a los países occidentales y adopten sus dietas. Los japoneses comen menos de un tercio de la grasa que comen los occidentales, y la dieta tradicional de Japón no contiene productos lácteos, carne, azúcar, pan o repostería.

Para los habitantes aborígenes de las Islas Salomón, la presión arterial se reduce con la edad, no crece con ella. La explicación es que estas personas no comen sal. Los esquimales comen una gran cantidad de grasa y, sin embargo, viven ajenos a los problemas cardiacos; la razón es que están protegidos por el aceite de pescado, además de por no comer sal ni productos lácteos. De los muchos y extensos análisis realizados sobre quién está expuesto a trastornos cardiacos y quién no lo está, se saca la conclusión de que el tabaco, el café, los pesticidas, el estrés, la ansiedad y la tensión nerviosa juegan un papel negativo, y de que el ejercicio físico, las vitaminas, los ácidos grasos esenciales, la fibra y otros elementos alimenticios juegan un papel positivo. La importancia de todos estos factores ha sido confirmada por extensos trabajos de laboratorio.

Resulta interesante saber que este completo esfuerzo investigador está conduciéndonos de manera inequívoca a aceptar las conclusiones alcanzadas hace mucho tiempo por Hipócrates, Galeno y los antiguos físicos egipcios, así como a considerar los consejos ofrecidos por la naturopatía, la herbolaria y las medicinas tradicionales china e india. Todas estas disciplinas han destacado siempre la necesidad de adquirir una dieta saludable y moderada, de hacer ejercicio físico y llevar un estilo de vida relajado. (Véase el recuadro de las págs. 104 y 105, *Los beneficios del ejercicio físico.*) Estos son los principales temas a considerar con relación a la salud cardiovascular. Cada uno sabrá cuál de ellos es más aplicable a sí mismo.

Sugerencias para una dieta saludable

Los médicos recomiendan ahora de manera unánime reducir la ingesta de grasas saturadas. Diversos pronunciamientos de las autoridades sanitarias, tales como el «Paso primero» del Programa Nacional de Educación sobre el Colesterol, en Estados Unidos, aconsejan reducir las comidas ricas en grasas y los productos lácteos con un contenido graso del 100 % a fin de reducir la ingesta total de grasa desde el nivel del 37 % de la dieta total (el habitual

Los beneficios del ejercicio físico

Realizar el ejercicio físico adecuado a cada uno es una de las claves más importantes para mantener la salud cardiaca. Es recomendable hacer ejercicio de una manera vigorosa al menos una vez al día. (Tradicionalmente, el ejercicio físico se ha considerado vigorizante siempre que provoque la sudoración.) La cantidad de ejercicio que debemos hacer depende del estado de forma en que nos encontremos. Si no se está en forma es recomendable ir ganándola de manera lenta y gradual para evitar lesiones innecesarias.

El ejercicio físico es más benéfico si se realiza regular y rítmicamente. Nadar, correr, bailar, esquiar, jugar a fútbol, montar en bicicleta, hacer yoga o tai chi son maneras excelentes de ejercitarse. Al cuerpo le va mejor hacer ejercicio de manera relajada y poco intensa pero continuadamente, que hacer un esfuerzo extraordinario pero sólo a ratos y de manera discontinua. Asimismo, es recomendable seguir practicando algún deporte o haciendo algún tipo de ejercicio hasta edades tan avanzadas como sea posible, aunque siempre ajustándose a las propias posibilidades. Existen muchos testimonios de atletas aficionados cuyo primer ataque al corazón sobrevino después de dejar de practicar deporte y comenzar a engordar hacia los cincuenta años. Para ellos, habría sido mejor hacer menos deporte, pero haber seguido practicándolo de manera regular.

Los beneficios del ejercicio físico son de todos conocidos. Con él, los niveles de colesterol descienden sus-

> *tancialmente; la actividad descoagulante (o fibrinolítica) de la sangre se incrementa y se reduce la probabilidad de formación de coágulos indeseados ya que la sangre se hace más líquida y fluye más deprisa; además, las arterias se expanden y ofrecen menos resistencia; los niveles de presión arterial disminuyen; el estrés se disipa; el corazón bombea más despacio y con más fuerza y se producen síntomas que indican la reversión del proceso de formación de placas arterioscleróticas en las arterias. La lista podría continuar. Numerosos estudios han concluido que hacer ejercicio de manera regular reduce el riesgo de ataque al corazón en, al menos, un 50 %.*

para la población estadounidense) al 30 % de la misma. Las grasas saturadas se deberían reducir del 15 al 10 %. También recomiendan un moderado incremento en el consumo de frutas, vegetales y alimentos ricos en fibra. Esto es un buen comienzo, pero en realidad no es suficiente para producir un impacto serio en las arterias ya obstruidas. De seguirse, esta dieta podría conseguir que el riesgo de ataque al corazón se redujera tan sólo en un 10 o un 20 %. Una consideración adecuada de este riesgo nos debería indicar que, para conseguir una reducción sustancial del mismo, es absolutamente necesario crear nuevos hábitos de alimentación. Si, por tomar el caso más extremo, todo el mundo se volviera vegetariano, los niveles de colesterol se reducirían en un 25 %, la tendencia a la coagulación de la sangre caería considerablemente, la presión de la sangre disminuiría a sus índices normales y las muertes por ataque al corazón se reducirían a la mitad.

Los médicos de cabecera que siguen las disciplinas convencionales conocen muy poco las propuestas más radicales de la medicina natural. La mayoría de ellos no es proclive a tener en cuenta el mucho más terapéutico «Paso segundo» del Programa Nacional de Educación sobre el Colesterol, orientado al tratamiento de personas que padecen elevados niveles de colesterol, paso que exige una reducción de las grasas saturadas a sólo un 7 % de la dieta, y lo único que harán será prescribir una medicación concreta o enviar al paciente al dietista. Para conseguir cambios dietéticos relevantes se necesitaría desarrollar hábitos alimenticios muy diferentes a los que predominan en los países desarrollados, y especialmente en los de Europa del norte y Norteamérica.

No es necesario convertirse en vegetariano, pero sí retornar a una dieta más natural (lo cual incluye el consumo de ajo). Aquí se ofrecen algunas pistas para seguir una dieta que realmente marque la diferencia.

Carbohidratos

Los carbohidratos incluyen todas las sustancias energéticas dulces o feculentas que se encuentran en las patatas, el pan, la pasta, el arroz y otros granos, así como en los alimentos que contienen azúcar. Son el pilar de nuestra dieta y probablemente constituyen dos tercios de todo lo que comemos. Por lo que respecta al corazón, todos los carbohidratos son perfectamente satisfactorios, con tal que no sean refinados. Los carbohidratos naturales no refinados ni procesados tienen un 10 % de su peso en fibra, vitaminas, minerales y grasas, todo lo cual es necesario para mantener una salud y un metabolismo apropiados. Así, los carbohidratos se podrían basar en granos o vegetales integrales que contuvieran todos los componentes alimenticios.

Es recomendable ser comedido con el consumo de carbohidratos, cuyo exceso se convertiría en grasa para el cuerpo. De todas formas, el exceso de carbohidratos es menos decisivo que el exceso de grasas. Además, se pueden consumir carbohidratos provenientes de alimentos integrales, mucho menos perjudiciales que los carbohidratos contenido en alimentos refinados, los cuales se convierten en grasas más fácilmente. Seguidamente se apuntan algunas sugerencias para el consumo de carbohidratos:

🧄 Evite la harina blanca refinada en el pan, los pasteles, pastas dulces, etc. Su consumo le privará de las valiosas fibras y vitaminas. Como este tipo de alimentos se convierten tan fácilmente en azúcar en el sistema digestivo, someten al páncreas a un esfuerzo excesivo. Además, estos productos se transforman más rápidamente en grasas.

🧄 Evite los dulces, chocolates, pasteles, cremas dulces, flanes, natillas, etc. Estos productos también contienen carbohidratos refinados que inducen a la formación de una mayor cantidad de grasa en la sangre.

🧄 Consuma pan, pasta y otros alimentos elaborados con harina integral. La harina integral, la avena, la cebada, el maíz, el trigo sarraceno, el centeno, el mijo, el arroz integral, la tapioca y la sémola son alimentos no refinados ricos en carbohidratos que pueden ser la base de muchos platos, tanto en forma de granos enteros como de copos o harinas. La avena y la cebada contienen fibra y otros ingredientes especiales que reducen el colesterol en el cuerpo. Un desayuno a base de harina de avena es un gran avance respecto a uno con huevos y beicon.

- Las lentejas, los guisantes, las judías y los frutos secos contienen una gran cantidad de carbohidratos «buenos».

- Si usted es goloso, coma frutos secos, melazas o un poco de miel o azúcar moreno. El chocolate de algarrobas sabe muy parecido al chocolate normal, pero apenas contiene pesadas grasas saturadas.

- El ajo combina bien en escabeches, adobos, salsas, etc. Una clásica salsa de Oriente Próximo que es excelente para la circulación consiste en una mezcla de aceite de oliva, limón escurrido, ajo y mejorana, muy parecida a la clásica de aceite, ajo, limón y perejil usada en el Mediterráneo occidental. En la zona mediterránea, el ajo se usa con mucha generosidad para hacer pan casero y para hacer escabeches o combinar en forma de salsa con pasta y arroces.

Proteínas

Las proteínas proporcionan los «ladrillos» para la construcción del cuerpo. No obstante, deberían estar en un segundo término en la dieta tras los carbohidratos. La mitad de los adultos occidentales comen demasiadas proteínas, las cuales pueden conducir al sobrepeso y a un exceso de grasa animal. Además, pueden aportar demasiados desperdicios a la sangre, cargar el cuerpo de toxinas y, algunas veces, provocar enfermedades tales como alergias, artritis y desarreglos digestivos. Todos podemos ajustar la ingesta de proteínas al nivel óptimo. He aquí algunas sugerencias:

- Coma menos carne. Intente evitar la carne grasa, las hamburguesas, las salchichas, los embutidos, etc. No coma pasteles de carne o productos elaborados con carne procesada industrialmente, ya que estos alimentos se elaboran con carne de baja calidad, grasas indeseadas y otros aditivos.

- Si come carne, asegúrese de que es tan magra como sea posible, o bien coma sustitutivos de la carne. Mejor todavía, deje por completo la carne y obtenga las proteínas de las semillas y los granos naturales, o del pescado.

- Consuma pasteles y comidas vegetarianas en vez de carne.

- Reduzca la cantidad de huevos en su dieta. Uno al día es demasiado, especialmente si proviene de una granja industrial. Intente comprar huevos de gallinas criadas en granjas biológicas; son mejores para la salud, ya que contienen más nutrientes y menos componentes químicos y antibióticos usados en la explotación agropecuaria. Además, saben mucho mejor.

- Evite los quesos con un 100 % de materia grasa. Intente comer menos queso y, si es necesario, coma quesos frescos y ligeros (requesón, cottage, feta, etc.). Intente aficionarse al yogur, al kefir o al kumiss (una variente rusa del kefir caucásico).

- Evite la leche de vaca; los adultos no la necesitan. Intente tomar leche de almendras, tofu o soja.

- Coma más pescado, especialmente arenque, caballa, atún, sardinas y salmón, los cuales son todos ricos en aceite de pescado.

- Los frutos secos en general son ricos en proteínas y combinan bien con todo.

- Intente comer legumbres y semillas variadas; son la fuente principal de proteínas para los vegetarianos. Las legumbres incluyen: guisantes, lentejas, habichuelas, judías, garbanzos, habas, semillas de girasol, almortas, altramuces, okras, etc. Las semillas de sésamo (componente del hummus junto a los garbanzos, el ajo y el limón) tienen más proteínas por unidad de peso que la carne.

- El ajo combina bien con comidas magras, especialmente las salsas mediterráneas elaboradas con él. También combina muy bien con el pescado, especialmente cuando se elabora en salsas con perejil. Se puede añadir ajo triturado y eneldo al requesón o al yogur para darle un sabor y un aroma especiales. El ajo es un componente esencial de multitud de salsas y cremas muy sabrosas. Añada ajo en sus guisos y platos y no se arrepentirá.

Grasas

Las grasas son el principal problema para la circulación. Se ha de intentar reducir su consumo hasta que lleguen a constituir sólo el 15 % de la dieta, o menos. Esto significa que hay que consumir pocos fritos (y nunca refritos) y muy pocos alimentos ricos en grasas, en particular productos lácteos y carne. Las grasas saturadas, en especial las que proceden de animales, están consideradas como el peor alimento que existe para el corazón. He aquí algunas sugerencias para reducir las grasas en la dieta:

🧄 Evite las grasas saturadas tanto como le sea posible. Reduzca el consumo de productos animales, especialmente las cremas, quesos y otros productos lácteos ricos en grasas. Use siempre aceite (nunca mantequilla) para cocinar y freír, e intente no calentar el aceite a altas temperaturas, ya que los alimentos requemados no son saludables ni sabrosos.

🧄 Para cualquier uso gastronómico, el mejor aceite es el de oliva, ya que es monosaturado y menos refinado que otros aceites. Puede cocinar con él, pero no conviene que lo caliente hasta adquirir elevadas temperaturas. Además del aceite de oliva, el de sésamo también es excelente, y también se puede calentar para freír en él otros alimentos. Asimismo, puede usar aceites de soja, girasol, maíz u otras semillas. Para las ensaladas y salsas escoja siempre aceite de oliva. Intente usar aceite virgen o de «primera prensada» siempre que pueda, y nunca aceites refinados. El refino reduce drásticamente la cantidad de elementos benéficos del aceite y lo convierte en un alimento sin interés para la salud. Además, al refinarse, el aceite pierde sus antioxidantes naturales.

🧄 Evite la mantequilla y las cremas hechas con mantequilla para untar en el pan. Use margarina hecha a partir de aceite, si es posible (hay muchas tiendas macrobióticas que disponen de este tipo de producto natural). Use aceite vegetal en vez de margarinas convencionales para sus platos de pasta.

🧄 Evite las grasas que se esconden en los productos procesados de manera industrial. Por ejemplo, las patatas fritas y los aperitivos y galletas industriales contienen muchísima materia grasa y son, con frecuencia, de baja calidad. No coma este tipo de productos.

🧄 No olvide que todos los vegetales y granos contienen una pequeña cantidad de aceite suficiente para sus necesidades; las semillas, en particular, contienen incluso cantidades considerables de aceite. No es necesario añadir aceite a su dieta si usted ya toma una cantidad equilibrada de vegetales, semillas y granos, especialmente si usted está recibiendo tratamiento médico debido a un trastorno cardiaco.

🧄 En la cocina india, china y de otras latitudes, el ajo se fríe en aceite, y a menudo con cebolla. El aceite resultante es la base de numerosos platos. El aceite virgen de oliva, junto al limón o el vinagre, el ajo y un poco de mostaza constituye uno de los mejores y más sencillos aliños para ensaladas. Mezclar con pulso ajo fresco con aceite de oliva, da como resultado el tradicional ajoaceite o allioli... Un bocado excelente y una salsa que acompaña miles de platos. Además, el ajo combina bien con el limón y la salsa de soja para aliñar, por ejemplo, una ensalada de aguacates, que son ricos en aceite natural.

Fibra, vitaminas y minerales

La fibra es la parte indigerible contenida en los alimentos vegetales. Proporciona la sustancia celulósica (o forraje) que necesita el sistema digestivo para funcionar adecuadamente. La ausencia de fibra en las dietas modernas es un fenómeno reciente, ya que ésta desaparece debido al procesamiento y refino de los alimentos, algo inexistente hace un siglo. Las fibras solubles, presentes en la avena, la fruta y los vegetales son especialmente importantes para aquellas personas con riesgo de infarto, ya que se mezcla con las grasas y el colesterol y los expulsa del organismo mediante la excreción. (Los modernos fármacos reductores del colesterol del tipo fibratos son, precisamente, derivados de los alimentos ricos en fibra, y actúan de la misma manera que éstos.) Las frutas y las verduras deberían ser parte fundamental de una dieta sana para la circulación sanguínea. Además de fibra, las frutas y verduras contienen la mayoría de los micronutrientes esenciales, tales como antioxidantes, vitaminas y minerales que protegen su salud. He aquí algunos consejos para añadir fibra, vitaminas y minerales a la dieta:

🧄 Debería incluir alrededor de 40 g de fibra en su dieta diaria. Las verduras contienen entre 5 y 9 g de fibra por cada 100 g, y la harina integral contiene 9 g. Las verduras deberían ser consideradas como parte esencial de la dieta, y no como algo decorativo en el plato. Lo ideal para el tratamiento de problemas circulatorios es alimentarse con platos con gran presencia de verduras y todo tipo de vegetales, tanto si se toman crudos en ensaladas como ligeramente cocinados. Lo mínimo recomendable es un plato de este tipo al día.

- Cuanto más frescas sean las verduras, mejor. Las verduras en conserva o cocinadas en exceso no le proporcionarán demasiados nutrientes. Verduras como las espinacas o las acelgas deben cocinarse durante poco tiempo, preferiblemente hervidas, al vapor o braseadas. Las mejores verduras son aquellas que han crecido de una manera orgánica y natural y se comen crudas. Pero cuando no le sea posible encontrarlas frescas, evite estropearlas con mayonesas o salsas pesadas.

- Es innecesario tomar tabletas o píldoras de fibra o añadir salvado a su comida, y además resulta caro. Si su dieta diaria contiene suficiente cantidad de vegetales, granos integrales y frutas, no será necesario añadir fibra extra. El pobre valor nutritivo de los alimentos refinados no puede ser mejorado a base de añadir fibra o vitaminas en cápsulas, y muchos otros nutrientes seguirán perdiéndose.

- Las mejores verduras para la circulación sanguínea son aquellas que son un poco picantes y que lo hacen a uno sudar un poco. Por ejemplo: las cebollas, los rábanos y pimientos picantes y, por supuesto, el ajo. El ajo es una rica fuente de minerales y también contiene pequeñas cantidades de elementos tales como germanio y selenio.

Sal

Puesto que la sal hace subir la presión sanguínea, las personas con riesgo de ataque cardiaco deberían evitarla. Se ha demostrado concluyentemente que la sal es innecesaria para mantener una buena salud. Se acostumbra a pensar que el cuerpo necesita sal para reponerse de las perdidas de ésta que se producen con el sudor. No obstante, los científicos han descubierto que el cuerpo necesita realmente muy pocas cantidades de sal, y que en una dieta normal hay suficiente como para añadir más. El sudor corporal sólo elimina el exceso de sal. En los países calurosos, la gente que no come sal suda agua pura y los que comen sal sudan agua salada.

Reducir la sal en la dieta es, sin duda, un buen propósito. Afortunadamente, existe una amplia gama de sustitutos de la sal que no provocan un aumento de la presión sanguínea. Las especias y las hierbas pueden ser un saludable y sabroso sustituto de la sal. El ajo proporciona un sabor más intenso que salado. Mezclándolo con otras hierbas como el perejil o la albahaca adquiere un interesante aroma que hace menos necesaria la intervención de la sal.

Bebidas

El *café* no es una bebida que ayude precisamente a la salud del corazón; probablemente, la mayor parte de la gente debería reducir su consumo. Dos tazas y media de café pueden doblar el nivel de adrenalina que circula en la sangre. Además, el café hace al corazón más sensible a los daños causados por el exceso de adrenalina. En otras palabras, el café y el estrés son una combinación muy desaconsejada. (Véase el cuadro *Relajación y bienestar* de las págs. 117-120).

El café descafeinado o el elaborado a partir de achicoria, cebada o diente de león pueden ser sustitutos muy convenientes del café normal.

El *té* es una bebida que también contiene cafeína, aunque posee también taninos que son conocidos por su capacidad para eliminar grasas del sistema digestivo. Se ha descubierto, por ejemplo, que el té negro reduce el colesterol en el organismo. El té verde, tal y como se toma en el lejano oriente, es todavía mejor como reductor del colesterol.

Aunque se pueden adquirir infusiones «especiales» para hacer régimen que contienen té verde chino, uno se puede ahorrar el dinero, ya que el té verde normal es igualmente efectivo.

El actual entusiasmo por el té ha incrementado enormemente la cantidad de bebidas de este tipo disponibles en los comercios. Hay tres de estos tés que son muy fáciles de encontrar y que, además, pueden ayudar a reducir la presión sanguínea; son el té de lima, el de hibisco y el de menta.

El *alcohol* proviene, químicamente, de la misma familia que la grasa, así que es posible aplicar los mismos efectos a ambos. De todas formas, incluso la Organización Mundial de la Salud aconseja que un poco de buen vino en las comidas siempre es benéfico para la salud.

Relajación y bienestar

El estrés puede dañar la circulación, tanto si se está sometido a una dieta saludable como si no. De hecho, el descubrimiento de los efectos del estrés se debió a un estudio que intentaba determinar por qué la incidencia de problemas cardiacos era mayor en unas personas que en otras, teniendo todas ellas unas arterias similares, tanto por encontrarse dañadas como sanas. La respuesta reside en las diferentes maneras en que la gente reacciona a los cambios de la vida. Aquellas personas, especialmente los hombres, que son irritables, ansiosos, perfeccionistas, puntuales, ambiciosos, impacientes, irritables y que se encuentra constantemente hiperestimulados y bajo presión sufren de una mucho mayor excitación psicológica. Su adrenalina está constantemente circulando y sus hormonas del estrés se encuentran dispersas; el resultado supone un estrechamiento de las arterias, un aumento de la presión arterial, daños en el corazón y una duplicación del riesgo de trastornos cardiacos. La posibilidad de que se produzcan o intensifiquen otras enfermedades también aumenta, ya que el estrés reduce la respuesta del sistema inmunitario. Las encuestas han revelado que dos de cada tres visitas a los médicos de medicina general en las ciudades modernas se deben a molestias derivadas de situaciones de estrés. El mismo mecanismo natural que nos pone alerta ante situaciones de peligro se vuelve peligroso al responder tan implacablemente a los cambios e imprevistos de la vida diaria. Existen varias respuesta a este problema.

→

Médicos cardiólogos, como el profesor Peter Nixon del Charing Cross Hospital, en Londres, enseñan relajación y autopercepción psicológica a sus pacientes cardiacos como defensa de primera línea contra el descontrol de los mecanismos internos de alarma. Se ha descubierto que si la descarga de adrenalina puede ser detenida en ocasiones por completo, entonces ésta puede tener un efecto mucho menos perjudicial. El doctor Chandra Patel y otros investigadores del St. George's Hospital Medical School, en Londres, fueron los primeros en demostrar, hace más de veinticinco años, que las sesiones regulares de relajación profunda reducen la presión arterial en un 15 o 20 % y los niveles de colesterol en al menos un 10 %. En 1990, el doctor Dean Ornish publicó un artículo en The Lancet *en el que demostraba que los cambios en el estilo de vida que conllevan técnicas de relajación profunda, asistencia psicológica, cambios de dieta y práctica de ejercicio físico pueden verdaderamente invertir la formación de procesos arterioscleróticos en las arterias.*

El aprendizaje de la relajación se aborda muy fácilmente. En muchos centros de salud públicos y privados ya se enseña relajación, e incluso puede aprenderse en casa siguiendo cursos grabados en cintas de vídeo o discos compactos, etc. Los estados así producidos son las etapas iniciales de la meditación, uno se puede sentir aliado de una paz profunda cuando se sume en ensoñaciones placenteras o en la simple audición de una hermosa pieza musical. Una vez que aprendemos a relajarnos profundamente, la memoria de dicho estado permanecerá siempre en nosotros como ayuda permanente en los momentos tensos. Algunas veces el aprendizaje de la relajación precisa de la ayuda del biofeedback. *Esto implica el uso de un pequeño monitor en el cual se puede verificar el nivel de relajación que alcanzamos para guiarnos en la consecución de estados más profundos.*

La terapia psicológica es también muy útil. Los pacientes que han sufrido ataques al corazón se reúnen con frecuencia en grupos para hablar de sus problemas. Se sabe que el apoyo que ofrecen estos grupos ayuda a prevenir recaídas. Las terapias de apoyo van desde las que suponen tener a alguien que lo escuche a uno para liberar la tensión interna, hasta las modernas psicoterapias. Estas terapias se han convertido en algo habitual incluso en las grandes empresas, las cuales ofrecen a sus ejecutivos este servicio de manera gratuita a fin de reducir su estrés y mejorar su productividad.

Un método más profundo de control mental es la meditación, de la que existen numerosas técnicas. Aquí la relajación se intensifica hasta conseguir estados de vigilia tranquila. Una versión moderna, llamada entrenamiento autogénico, emplea el uso de estados afirmativos sobre la salud del cuerpo y de la circulación. Esto actúa en gran medida como el hipnotismo para liberar tensiones internas y para mejorar estados del cuerpo. Existen numerosas evidencias de los efectos psicológicos positivos de la meditación sobre la circulación de la sangre. Más aún, estos métodos son muy

→

> *útiles para proporcionar un mayor control sobre los propios hábitos y estilos de vida.*
>
> *Hay una dimensión todavía más profunda del estrés que apenas comienza a ser tenida en cuenta en la actualidad. Se refiere a la sensación de estar «desconectado» de uno mismo. Esta sensación se expresa como una falta de amor en nuestra vida, de amor de uno mismo hacia los demás, de los demás hacia uno y de uno por sí mismo. La terapia consiste en la conexión con el balance emocional y con la propia vida. Esto no es algo a lo que se pueda acceder con sólo conocer las técnicas, o incluso asistiendo a terapias de apoyo, aunque ambas cosas pueden ayudar. La solución a este sentimiento de «desconexión» no puede prescribirse, sino que se halla sólo tras un proceso individual. No obstante, es importante recordar que prestar la suficiente atención a la relación con los otros y con uno mismo y tomarse la vida como viene pueden ser estrategias tan importantes para la salud del corazón como cualquier otra técnica o dieta.*

Algunas sugerencias para cambiar la dieta

La principal dificultad para mejorar la dieta radica en romper con los viejos hábitos. Por desgracia, mucha gente sólo se propone este objetivo tras sufrir algún percance referido a la salud de su corazón. Por supuesto, es mucho más aconsejable actuar antes de que se manifiesten los problemas. No obstante, nunca es tarde para hacer mejoras en dichos hábitos. El cambio se puede realizar de varias maneras. Una temporada de cura de salud durante las vacaciones, una visita al naturópata o un periodo de ayuno y de limpieza pueden ser excelentes maneras de empezar. Hacerlo le hará sentir bien; comprobará que montones de pequeños síntomas desaparecen y que la vitalidad general se restaura, lo cual le proporciona la motivación suficiente para continuar.

Otra manera de empezar es cambiar la dieta gradualmente por sustitución. Conserve sus modelos dietéticos, pero sustituya los productos y alimentos que ingiere por otros más saludables: pan blanco por pan integral, mantequilla por aceite de oliva, carne por pescado, patatas fritas por arroz, etc. Cualquiera puede ir adoptando poco a poco una dieta integral sin apenas darse cuenta.

Un aspecto clave para renovar la dieta es estar en buena «conexión» con los alimentos; es decir, considerarlos como algo importante e interesante, como una fuente de placer. Sea consciente de lo que come y pruebe nuevos alimentos y platos con espíritu de explorador y aventurero. Cocinar es también una actividad muy relajante. El corazón se beneficia cuando uno se relaja y dedica un poco de tiempo a preparar platos sencillos y, por supuesto, también se beneficia al disfrutar comiendo los saludables manjares que uno mismo ha preparado. Haga que su comida sea atractiva a la vista y al gusto, e involucre a la familia y los amigos en el proceso de cocinar. Una interesante manera de hacerlo es experimentando con cocina exótica; la comida china, india, paquistaní, japonesa, griega o mexicana suele contener los saludables ingredientes de que hemos hablado antes.

Una trampa común es prestar demasiada atención a los anuncios publicitarios de los llamados «productos dietéticos». El resultado final es la sustitución de un conjunto de alimentos empaquetados, procesados y refinados por otro. Ésta es una respuesta habitual dados los hábitos de compra de hoy en día. En este sentido es mejor olvidarse de nuestra condición de compradores y pensar en nuestra condición de cocineros. Esto hace que el interés se desvíe desde los productos preparados hacia los alimentos sanos y frescos (granos, verduras, legumbres, pescado fresco, etc.). Haga un experimento: intente no comprar ningún producto alimenticio procesado industrialmente. Seguro que su salud saldrá beneficiada, pero también su bolsillo y su estilo de vida en general. El contacto directo con lo que come le revelará un rico sentido de la vida que a menudo pasa desapercibido. Yo, por mi parte, disfruto cocinando pan, cosa que hago cada dos días empleando para ello harina integral de mi propia cosecha. Por la mañana temprano amaso rítmicamente la masa, sintiendo su suave y cambiante textura, disfrutando de su olor, experimentando con combinaciones de diferentes semillas, granos y hierbas mientras escucho el canto de los pájaros fuera de casa y me abstraigo en la quietud de la casa: la verdad es que es uno de los mejores momentos del día. Lo siguiente, por supuesto, es comerse el pan recién hecho para desayunar.

Para finalizar, la consideración más importante de todas para cambiar nuestros hábitos alimenticios tiene que ver con la infancia. Los ataques al corazón a la edad de 40 años tienen sus orígenes en los hábitos dietéticos establecidos en la niñez. Los niños acostumbran a desear los alimentos que más ven en la publicidad y en el mundo que los rodea. Ante este poder de persuasión, los más pequeños suelen sentirse muy atraídos por dulces y alimentos envasados y procesados. En casa, de todas formas, deberíamos guiarlos hacia un estilo más sano de alimentación, con comidas nutritivas a base de productos frescos. Los padres que dicen «he intentado que coman verdura, pero la rechazan», no hacen sino revelar su resignación y su carencia de interés en sus hijos. Intente que sus hijos entren con usted en la aventura de descubrir la comida sana. Si es usted constante e imaginativo, ellos acabarán apreciando lo que es bueno.

Alimentos especiales que ayudan al corazón

Todas las plantas del género *Allium* emparentadas con el ajo son saludables. Las cebollas, por ejemplo, tienen efectos similares, aunque más débiles, en la circulación sanguínea. Los cebollinos y los puerros tampoco deben ignorarse. Entre los demás vegetales, los rábanos, la coliflor y las coles de Bruselas son útiles para desintoxicar el hígado.

Los minerales como el magnesio, el potasio y el manganeso son de especial importancia para el corazón y la circulación. Se pueden hallar en semillas de plantas tales como el sésamo y el girasol, en las melazas, verduras de hoja oscura, como las espinacas y el perejil, y en el jugo de manzana o el vinagre de sidra.

Las especias y hierbas pueden ser también muy benéficas. Por ejemplo, el jengibre estimula y calma la digestión, y también reduce el colesterol en sangre. Todas las especias picantes, incluido el jengibre, la mostaza, el clavo o el rábano picante ensanchan los vasos sanguíneos, favorecen la sudoración y, en cantidades moderadas, pueden ayudar a mejorar la circulación. Las hierbas como el romero, el tomillo, el laurel, la menta o la salvia tienen todas efectos medicinales. Además de antiinfecciosas, son antioxidantes que preservan las grasas benéficas del organismo y pueden ser de gran ayuda para los problemas intestinales y de estómago.

La conocida sentencia «eres lo que comes» se refiere especialmente a las grasas y los aceites. Algunos estudios han demostrado que los aceites que comemos se convierten en parte integrante de las membranas de nuestras células y del revestimiento de nuestras venas y arterias. Ya hemos hablado de la importancia de minimizar la ingesta de grasas. No obstante, vale la pena recordar que hay aceites esenciales que pueden beneficiar a la circulación y a la salud general, así como reducir el colesterol. El ácido eicosapentanoico (EPA), contenido en el aceite de pescado y en los aceites de algunos frutos secos, se ha revelado como un gran reductor de los niveles de colesterol.

La verdolaga es una verdura cultivada en los países mediterráneos que, al igual que las nueces, tiene un alto nivel de ácido alfalinoleico, uno de los aceites esenciales que necesitamos para fabricar hormonas y otras sustancias. Esta planta es de consumo muy común sobre todo en Creta. Y los cretenses tienen uno de los más bajos índices de trastornos cardiacos del mundo. En un reciente estudio sobre el corazón realizado en Lyon (Francia), un grupo de 606 personas que habían sufrido ya ataques al corazón previamente fue dividido en dos grupos. A una mitad se le administró la dieta tradicional de Creta, la cual incluye pan integral, ensaladas, aceite de oliva, queso feta y verdolaga, y a la otra mitad se la mantuvo con una dieta baja en colesterol recomendada por la American Heart Association. A los que se alimentaron con la dieta cretense les fue mejor, y en adelante tuvieron muchos menos ataques al corazón que los miembros del otro grupo. El experimento finalizó a los dos años, ya que se consideró que no era ético continuar negando al segundo grupo las recomendaciones dietéticas más efectivas.

Otras hierbas y suplementos que ayudan a la circulación sanguínea

Aunque el ajo es especialmente efectivo como remedio preventivo de uso diario para la circulación, existen otras hierbas y alimentos suplementarios que son también de especial interés.

Aceite de pescado con contenido en ácido eicosapentanoico (EPA)

El EPA es una grasa que el cuerpo humano fabrica en pequeñas cantidades. Es una materia prima para la producción de prostaglandinas, las cuales influyen en la coagulación y en la constricción local de los vasos sanguíneos. Es capaz de reducir la agregación de plaquetas, incrementar el tiempo de coagulación y mejorar el contenido de grasa en sangre. Como resultado de varios estudios clínicos realizados a lo largo del mundo, el aceite de pescado con contenido en EPA es ahora aceptado como medicina por las autoridades sanitarias. No sólo está disponible en las farmacias, sino que se prescribe a los pacientes con enfermedades cardiacas.

Casi todos los estudios clínicos han sido realizados con el principal producto de aceite de pescado, el llamado MaxEPA. El MaxEPA se ha revelado como una medicina que alivia la angina de pecho y los trastornos vasculares periféricos, reduce los niveles de colesterol y de grasa en sangre (especialmente los de las lipoproteínas de muy baja densidad, uno de los principales portadores de colesterol) y también reduce la coagulación y la viscosidad de la sangre. Los aceites de pescado constituyen un complemento nutritivo que, a largo plazo, llega a ajustar gradualmente el contenido en grasa en los tejidos. El ajo tiene más carácter medicinal y actúa más rápidamente que el EPA, aunque sus efectos desaparecen más rápidamente cuando se deja de tomar. El ajo parece reducir el colesterol y el LDL de una manera más marcada que el EPA, pero también parece tener un efecto diferente en el proceso de coagulación, conectado más con los efectos de las plaquetas y la descoagulación que con los efectos de las hormonas locales que reducen la coagulación (las prostaglandinas). El ajo y el EPA son, no obstante, una buena combinación terapéutica; ambos se complementan y trabajan de manera diferente contra el mismo enemigo: el proceso arteriosclerótico.

El magnesio y otros minerales

El magnesio es el mineral más estrechamente relacionado con los problemas del corazón. Muchos expertos creen que una carencia de magnesio en la dieta produce serios daños al corazón y lo predispone al ataque de hormonas del estrés (como la adrenalina) y a problemas con el ritmo cardiaco. Una carencia grave de magnesio puede ser causa de muerte en personas con trastornos cardiacos. Este mineral puede proteger al corazón durante y después de un ataque. Sería juicioso tomar magnesio si existe una deficiencia de él en la dieta acostumbrada. La ingesta recomendada es de 300 mg al día, y una dieta a base de alimentos procesados y refinados sólo contiene una pequeña parte de eso. Las verduras de hoja oscura, los frutos secos, las semillas, el pan de harina integral y las melazas son alimentos ricos en magnesio. La presencia de magnesio en el agua corriente puede ser la razón de que existan bajos índices de trastornos cardiacos en áreas que tiene aguas duras, en comparación con las áreas que tienen aguas blandas. Hay también otros minerales que son necesarios en pequeñas cantidades para mantener una buena salud circulatoria, y son el cinc, el cobre y el selenio. Una dieta natural y variada provee normalmente de las cantidades necesarias de estos minerales.

Vitamina E

La vitamina E es una vitamina un tanto misteriosa. Ha tenido un controvertido pasado a lo largo del cual muchos científicos han dudado de si era o no una vitamina. De todas formas, hoy se ha llegado a establecer que, junto a la vitamina C y el selenio, es una parte fundamental del sistema antioxidante del cuerpo. Asegura que las grasas del organismo no se oxiden, y ayuda a proteger las paredes de las arterias y los glóbulos rojos. Por este motivo, la vitamina E puede emplearse para tratar trastornos de la circulación periférica, por ejemplo, en las piernas o los ojos. Ayuda a transportar el oxígeno por el cuerpo y puede aportar cantidades extra del mismo al corazón y protegerlo de lesiones si se desarrolla el proceso arteriosclerótico.

Si usted es vulnerable a los trastornos cardiacos o ha visto incrementarse su nivel de colesterol en sangre, valdría la pena que tomara suplementos de vitamina E. No obstante, puesto que grandes y repentinas dosis pueden hacer crecer la presión arterial, es mejor que tome la vitamina E siguiendo las indicaciones de un experto nutricionista. Esta vitamina se encuentra, en pequeñas cantidades, en el germen de trigo y en otros granos enteros.

Rutina

La *rutina* es una sustancia que se encuentra en las flores y las hojas del trigo sarraceno. Su principal facultad reside en que protege los vasos sanguíneos débiles. Por esta razón se usa para prevenir lesiones en venas más pequeñas y como tratamiento de las venas varicosas. Sólo se encuentra disponible como suplemento dietético, normalmente en preparados que contienen también otros principios activos.

Si no encuentra *rutina* puede sustituirlo tanto por arándanos como por romero, ya que ambas plantas contienen ingredientes protectores de los capilares. Los arándanos se pueden comer como fruta y el romero puede usarse como condimento o prepararse como infusión.

Medicina herbolaria para el corazón

Existe una amplia gama de hierbas medicinales que se usan para tratar el corazón, bien como medicina complementaria, bien como sustitutivo de los fármacos usados en los tratamientos convencionales. La medicina herbolaria puede ofrecer mezclas que son efectivas en los primeros momentos de la manifestación del trastorno cardiaco, cuando el empleo de fármacos convencionales es desestimado debido a sus efectos secundarios. Todas estas hierbas deberían usarse bajo las indicaciones de un profesional para alcanzar los efectos deseados.

- *Espino* u *oxiacanta* (Crataegus oxyacantha). Se usan en especial sus flores y hojas. Es uno de los principales remedios para el corazón, estimula la circulación en las arterias coronarias y protege y apoya al músculo del corazón en edades avanzadas o en situaciones de trastorno cardiaco.

- *Ginkgo biloba.* Es un antiguo remedio oriental que ha sido recientemente redescubierto. Ensancha las arterias y, por consiguiente, ayuda a la circulación periférica y la circulación del cerebro.

- *Muérdago* (Viscum album). Se puede usar contra la presión arterial alta y es efectivo durante largos periodos de tiempo. Ayuda a combatir el vértigo. Debe administrarse únicamente bajo las indicaciones de un profesional.

- *Rusco* (Ruscus aculeatus). Su raíz se usa para restaurar la circulación en las venas más que en las arterias. Es usado para tratar las varices y es un excelente diurético que elimina el exceso de agua del organismo. Sus flores tienen un efecto benéfico sobre el corazón; regulan el latido del corazón y, en general, ayudan a prevenir desarreglos del ritmo cardiaco.

🧄 *Muguete, lirio de los valles* o *convalaria* (Convallaria majalis). Estimulante del corazón y aliado general de la salud cardiaca, sobre todo para los corazones débiles.

Hierbas con alto contenido en fibra para reducir el colesterol

Existen ciertas hierbas con contenido en fibra que ayudan a eliminar el exceso de colesterol en forma de bilis. Funcionan de manera parecida a los fármacos reductores del colesterol del tipo fibrato, y son al menos igual de efectivos que estos. Son las semillas de alfalfa, linaza y, especialmente, la alholva o fenogreco, las cuales se pueden tomar pulverizadas. Ha habido muchos estudios sobre estas semillas. Por ejemplo, un estudio realizado por el doctor Jorgen Molgaard y sus colegas, que fue publicado en la revista *Atherosclerosis*, demostró que las semillas de alfalfa pueden reducir el colesterol más de un 25 % en un grupo de pacientes con altos niveles de grasa en sangre.

El cuidado diario del corazón

Hemos revisado ya cierto número de aspectos de nuestra vida diaria que influyen en la salud cardiaca. Una dieta pobre, demasiada sal, ausencia de ejercicio físico, estrés, toxinas, fumar (véase el recuadro de la pág.132), etc. son cosas que han sido identificadas científicamente como las principales causas de la aparición de arteriosclerosis y trastornos cardiacos. El ajo, el ácido eicosapentanoico (EPA), el magnesio, la fibra y otras hierbas ofrecen una protección efectiva. Pero ¿cómo recordaremos todos estos consejos? A veces, es fácil olvidarse de todo, incluso de las pobres «vacas locas», ir a un restaurante, pedir un buen solomillo al camarero y decir «¡al infierno con la salud!». La solución es recordar que vivimos una auténtica epidemia de enfermedades cardiacas, y que sin duda hay un motivo que se esconde tras esa evidencia. Recuerde que esta situación sanitaria es un fenómeno reciente, y que nuestros ancestros no se vieron afectados por esta epidemia. Tampoco la han sufrido los llamados pueblos primitivos, como los aborígenes australianos, los beduinos, los zulúes o los esquimales (o inuit), incluso aunque comieran carne y fumaran. Los animales tampoco padecen del corazón a menos que se experimente con ellos en laboratorios proporcionándoles nuestras propias dietas.

La razón principal de que se haya producido esta epidemia es que en las sociedades modernas se han ido sustituyendo de manera inexorable todos los productos «de verdad» que consumían las personas por productos sintetizados. Los animales salvajes que pastan en áreas silvestres producen carne que contiene EPA y un mínimo de grasas saturadas. Las verduras y los granos enteros tienen ya los minerales y nutrientes necesarios; en cambio, nosotros hemos procesado todos estos alimentos naturales sin piedad. El ejercicio físico era una de las recomendaciones para una vida diaria sana; pero ahora los hábitos de

> **Fumar**
>
> *Los fumadores tienen un riesgo mucho mayor de sufrir enfermedades coronarias. Esto es, en parte, porque la nicotina constriñe los vasos sanguíneos, y especialmente las arterias coronarias. El monóxido de carbono que se desprende de la combustión del tabaco también supone una agresión al corazón. La nicotina es probablemente la toxina más extendida en nuestra sociedad, y dejar de fumar no es fácil. Hay, no obstante, un constante movimiento social que busca acabar con el hábito de fumar, un movimiento al que sería muy deseable apoyar. Probablemente, lo mejor que se puede hacer es intentar pasar la mayor parte del tiempo con no fumadores (aunque sin llegar a tener que modificar sus relaciones sociales sólo por eso). Además, puede intentar añadir alguna otra cosa interesante a su vida para llenar el vacío del tabaco (si es que fuma y se propone dejarlo), bastará con una afición, la costumbre de pasear o mordisquear algunos frutos secos o pasas. La mayoría de la gente gana peso tras dejar de fumar, pero esa cuestión también es fácil abordarla una vez ya se ha dejado el tabaco.*

vida, el trabajo y las formas de ocio parecen más orientados al sedentarismo. Antes, el estrés se acostumbraba a dar sólo en casos extremos; ahora, sin embargo, es la relajación lo que se produce raramente. El ajo y otras plantas medicinales acostumbraban a emplearse como alimentos cotidianos, inscritos en la dieta tras siglos de sabiduría popular; pero ahora tenemos que escribir libros acerca de los beneficios que reportan este tipo de alimentos para convencer a la gente de que vuelvan a tomarlos.

La lógica debería llevarnos a mantener lo más posible los más sencillos y más tangibles aspectos de una vida sana. Cuando lo dude, elija lo menos refinado, lo más sustancial, lo menos artificial. Quizá no parezca muy práctico cocinar verduras frescas, pero tampoco es muy práctico un ataque al corazón.

Existe otra guía o elemento esencial, y ése es usted mismo. Quizá usted no sienta aún que la arteriosclerosis se le acerca sigilosamente. Pero, si de todos modos cuida de sí mismo siguiendo los procedimientos y actitudes anotados hasta aquí, seguro que se sentirá mejor y más positivo y energético. El ejercicio físico le ayudará a sentirse mejor. La comida vegetariana le hará sentirse más ligero. La relajación le ayudará a funcionar mejor.

8. Otras propiedades del ajo

Aunque los científicos están hoy principalmente interesados en los efectos del ajo en la circulación, esta planta también es muy famosa por su aplicación en el tratamiento de infecciones. Es quizá este uso el que la ha popularizado más en la historia de los remedios antibióticos naturales, ya que su uso debe haber salvado muchas vidas.

Antes del descubrimiento del primer fármaco bactericida (el salvarsán y las sulfamidas) a principios del siglo XX, los sulfuros del ajo eran usados como «antibióticos populares» según una tradición que se remonta a la Antigüedad. En el este de Europa, en Rusia y en otros lugares, esta tradición ha pervivido hasta nuestros días, aunque algo debilitada. Así, en todas partes se ha renovado el interés en el uso del ajo como producto antiinfeccioso.

En este capítulo examinaremos algunas de las maneras en que el ajo nos puede ayudar a luchar contra las infecciones.

El tratamiento de infecciones

El ajo no actúa contra las bacterias de una manera tan potente y precisa como los antibióticos modernos; actúa más lentamente y es algo más suave. En cambio, su uso no implica la aparición de efectos secundarios. Además se le conoce por su poder para fortalecer la resistencia a las bacterias; en pruebas de laboratorio, las bacterias nunca han llegado a acostumbrarse demasiado al ajo como para poder sobrevivir con él, o en él, como sucede frecuentemente con los fármacos modernos. Su otra ventaja destacada es que es capaz de actuar contra una amplísima gama de bacterias.

Su empleo principal es, por consiguiente, el tratamiento de infecciones, siempre que éstas no tengan carácter agudo o mortal. No se debería usar ajo para combatir una pulmonía, por ejemplo, o una infección de piernas grave, o una disentería aguda. Sin embargo actúa eficazmente contra infecciones crónicas y menos peligrosas, tales como inflamación de garganta, laringitis, bronquitis, sinusitis, inflamación de encías, tos, diarrea, indigestión, gastroenteritis leve, cistitis, infecciones de la piel, furúnculos, etc. En tales casos, la única solución que ofrece la medicina convencional moderna (los antibióticos) no parece aconsejable debido a sus indeseados efectos secundarios. Mas aún, algunas de estas infecciones tienden a ser recurrentes y requieren repetir las dosis de antibióticos, lo cual, con el tiempo, hace que los efectos secundarios sean mucho más serios e incluso que se refuerce la recurrencia de la infección. El ajo es un sustitutivo más suave y seguro, y no menos efectivo que los antibióticos.

En el caso de las infecciones por hongos y levaduras, la situación es incluso más favorable al ajo. Estas infecciones son habitualmente tratadas con fármacos que tardan algún tiempo en actuar y que pueden provocar incluso más efectos secundarios que los antibióticos. Los fármacos usados contra la tiña y otras infecciones de la piel por hongos pueden inhibir los glóbulos blancos de la sangre y, en muchos casos, actúan de una manera mucho más lenta que un tratamiento activo con ajo. Las infecciones por hongos tienden a ser más persistentes que rápidas y peligrosas, lo que las hace más asequibles al tratamiento con ajo, también mucho más persistente y lento. Tal y como hemos visto, existen pruebas de que el ajo puede ser tan eficaz como los fármacos antifúngicos que se suelen administrar, y, además, tiene un campo de acción muy amplio.

Los problemas de hongos y levaduras que se pueden tratar con ajo incluyen la tiña, el pie de atleta, la cistitis, la afta, la vaginitis y la candidiasis; todas estas infecciones son particularmente irritantes y difíciles de eliminar por la moderna medicina. La candidiasis, en particular, es una infección muy extendida e incluso cada vez más habitual en la sociedad actual. Como otras infecciones por hongos, la candidiasis tiende a ser recurrente debido al uso previo de antibióticos y esteroides que menoscaban el sistema inmunitario del organismo. Se ha apuntado que una completa gama de problemas de salud se derivan de la infección por *Candida*, particularmente en el intestino. Estas son: alergias (puesto que la *Candida* puede dañar el intestino, permite que los agentes alérgicos se filtren), fatiga, debilidad y problemas de azúcar en la sangre. El ajo es el remedio ideal, y es frecuentemente prescrito por los médicos naturópatas en el tratamiento de estos trastornos.

En el tratamiento de infecciones, tanto por hongos como por bacterias, el ajo debe aplicarse de manera bastante agresiva. Las dosis deben ser sustanciales (es necesario tomar varios dientes al día para lograr una completa acción bactericida). No obstante, no se debería confiar sólo en la aplicación de ajo, especialmente en el tratamiento de problemas muy persistentes. El ajo debe usarse como un antibiótico más, aunque, ciertamente, como un antibiótico mucho más natural. La aplicación del ajo se debe realizar según criterios holísticos, es decir, combinado con otras medidas nutricionales y de cuidado personal. El régimen antiinfeccioso básico supone hacer ayuno, aunque no ha de ser completo, de todas formas. Al comer sólo frutas y vegetales verdes durante unos días se le proporciona al sistema inmunitario un potente estímulo, ayudándolo así a promover la cura completa. Es interesante completar este tipo de semiayuno tomando bebidas de zumo de limón caliente, preferiblemente con una cucharada pequeña llena de jengibre fresco rayado, vinagre de sidra caliente con miel y algo de vitamina C. Estas bebidas pueden ayudar a eliminar toxinas y a acelerar los mecanismos inmunológicos en el organismo. Mi propia familia usa este tipo de régimen siempre que tenemos una infección, y ninguno de nosotros ha necesitado antibióticos durante treinta años.

La evidencia

Existen muchas evidencias científicas del poder antiinfeccioso del ajo. Su alcance es mucho mayor de lo que la gente suele creer. La primera persona que lo demostró fue el famoso Louis Pasteur, en 1858. Cultivó una cepa de bacterias en el laboratorio; cuando introdujo zumo de ajo en la bandeja del experimento, éste mató a todas las bacterias a su alrededor. Este tipo de experimentos ha sido repetido continuamente a lo largo de los años tanto con bacterias como con levaduras, e incluso se han incrementado últimamente debido a la concienciación sobre la necesidad de descubrir medicinas seguras derivadas de las plantas.

Un estudio llevado a cabo en la Universidad de Londrina, en Brasil, en 1982, mostró que el zumo o jugo de ajo era altamente efectivo contra veintiún tipos diferentes de bacterias causantes de problemas estomacales, incluidas la salmonella, proteus, shigela (el organismo que causa la disentería) y la E. coli (Escherichia coli). El zumo de ajo detuvo el crecimiento de las bacterias de un modo tan efectivo como la ampicilina. Un estudio realizado en la Universidad de California mostró que una disolución de ajo desecado en agua, en una proporción de 1 a 20, puede acabar con la salmonella rápidamente; tras una hora, sólo el 10 % de las bacterias sobrevivió, y transcurrida la segunda hora esta cifra bajó al 1 %. Los científicos intentaron encontrar evidencias de bacterias que sobrevivieran a la acción del ajo, pero no las hallaron.

Las infecciones por salmonella en los alimentos (o salmonelosis) afecta anualmente a millones de personas. El ajo es una manera natural de evitar dicha infección, ya que en los preparados donde se encuentra se anula el riesgo de que exista salmonella. Una manera segura de evitar o prevenir la salmonelosis es incluir el ajo en la dieta diaria. En la mayoría de los casos, las infecciones de estómago son suaves y poco peligrosas, de manera que el ajo puede constituir el tratamiento ideal para ellas, mucho más que los duros fármacos modernos. Además, el ajo parece ser más efectivo para matar a las bacterias infecciosas que a aquellas bacterias inocuas que viven en el intestino sin causar daños.

Los estudios de laboratorio han demostrado que una amplio espectro de bacterias es sensible al ajo, y que este espectro es más amplio que el que tienen los antibióticos comunes. Las bacterias que causan infecciones de garganta, boca, estómago, piel, pulmón, etc. son particularmente vulnerables, al igual que aquellas que provocan la intoxicación de los alimentos. El ajo también acaba con las bacterias que han resistido la acción de otros antibióticos. No obstante, si una cantidad específica de jugo de ajo es introducida en medio de una bandeja de experimento con bacterias y, después, se comparan sus efectos con los de antibióticos como la penicilina, la tetraciclina o la eritromicina, su efecto es más débil. Varios estudios han situado el poder del ajo en alrededor de un 1-10 % del de estos otros antibióticos.

Aunque existen innumerables y fascinantes informes médicos sobre el éxito del ajo —incluso referidos a infecciones intratables tales como la tuberculosis—, no existe, por el momento, ningún estudio moderno de investigación clínica sobre el tratamiento de los trastornos por infección bacteriana en humanos. Muchos y curiosos informes médicos, no obstante, documentan el éxito del ajo en el tratamiento de la disentería y otros trastornos digestivos, así como en la curación de heridas infectadas, por los médicos militares durante la I y II Guerra Mundial.

Hay asimismo una enorme cantidad de evidencias científicas referentes al amplio campo de acción que cubren los efectos antifúngicos del ajo. Estudios de laboratorio han demostrado que el ajo puede matar organismos como el *Aspergillus,* el *Criptococcus,* la *Penicillium,* el *Microsporum,* la *Candida* y el *Histoplasma.* En este caso, el ajo es tan fuerte y potente como los fármacos más comunes, sólo que es mucho más seguro e inocuo. Los doctores Frank Barone y Michael Tansey, de la Universidad de Indiana, llevaron a cabo un estudio clásico sobre los efectos del ajo en el tratamiento de candidiasis. Demostraron que la cantidad de ajo necesaria para acabar con la *Candida* era la misma que la que empleaban los tratamientos modernos; por ejemplo, un 3 % de loción de anfotericina B para uso externo y 1 g de griseofulvina para administrar internamente. Otros informes sugieren que el ajo fresco es más fuerte contra la *Candida* que la nistatina.

Ha habido algunos estudios preliminares sobre el uso del ajo en infecciones por hongos, especialmente en animales. Las infecciones por *Candida* se curaron de manera experimental en pollos al añadir ajo en sus dietas. La extensión de la tiña y otros hongos de la piel en conejos se detuvo inmediatamente al aplicar ajo sobre la zona infectada, las cuales sanaron en catorce días, al menos tan rápidamente como se esperaba que lo hicieran los fármacos modernos usados normalmente. (Sin embargo, el ajo no tuvo efecto sobre las infecciones de los conejos cuando éste fue introducido en la dieta.) La capacidad del ajo para controlar toda clase de infecciones en animales de granja ha sido ampliamente confirmada por granjeros y criadores de ganado, y su uso veterinario sigue siendo muy extendido incluso hoy.

También hay suficientes evidencias del efecto antifúngicos del ajo en humanos. Por ejemplo, en un estudio llevado a cabo en el Veterans Administration Medical Center, en East Orange (Nueva Jersey), se les dio zumo de ajo (de 10 g de ajo, es decir, unos tres dientes) a algunos voluntarios. Tras una hora y media, el suero sanguíneo de estas personas era capaz de acabar con la *Candida*. Este efecto no tenía lugar en la orina. En el *Medical Journal of Australia* apareció una interesante información presentada por un doctor que había tratado a un miembro de su familia de tiña en los brazos. En nombre de la ciencia, este médico trató un brazo con ajo y otro con un fármaco antifúngicos. El brazo tratado con ajo sanó en diez días, mientras que el otro tardó dos veces más de tiempo.

Parece muy claro cuál es el ingrediente activo del ajo que consigue estos efectos antibacterianos y antifúngicos: se trata de la alicina, la cual está presente en el ajo fresco. El aceite de ajo se ha demostrado menos potente al ser objeto de experimentos de laboratorio.

El efecto del ajo contra parásitos y lombrices

El uso del ajo contra los parásitos y las lombrices tiene también una larga historia. Este empleo es una extensión de su uso contra las bacterias y las levaduras, ya que los resultados en este caso se obtienen de la misma manera: los componentes reactivos de sulfuro atacan los organismos que invaden el cuerpo, pero son inocuos para los tejidos del mismo.

El ajo se recomienda contra las lombrices intestinales, y puede ser administrado por vía rectal y oral. Tras comer ajo o usarlo como supositorio, el organismo excreta un gran número de lombrices. Los parásitos que viven en la parte alta del tracto digestivo también se ven afectados, pero se necesita mucha más persistencia y un tratamiento a largo plazo para desalojarlos.

Curiosamente, el ajo se ha revelado recientemente como una planta muy efectiva para eliminar al organismo que provoca la disentería amebiana; es tan efectivo como el Metronidazol (el más importante fármaco de entre los usados normalmente), al menos en laboratorio. El profesor David Mirelman, del departamento de parasitología del Instituto Wizman, en Israel, cree que el ajo podría algún día beneficiar a los millones de pacientes que sufren de disentería amebiana en todo el mundo, y no sólo porque tenga tan pocos efectos secundarios en comparación con los fármacos habituales, sino también porque es más barato y puede cultivarse de manera doméstica. (Véase el recuadro *El ajo en el jardín,* en la página 144.)

El ajo como reductor del azúcar en la sangre

Si los animales son alimentados con ajo y se les da mucho azúcar, la cantidad de azúcar en su sangre baja muchísimo más de lo esperado. El ajo es capaz de reducir los niveles de azúcar en sangre y estimular el proceso de absorción de la misma al convertirla en carbohidratos en el hígado. Se ha descubierto que el ajo incrementa la cantidad de insulina, encargada de recoger el exceso de azúcar. Esto último ha sido estudiado dándole ajo a animales con una diabetes leve; la producción de insulina era estimulada y los niveles de azúcar se reducían en aproximadamente un 20 %, un efecto equivalente al producido por fármacos antidiabéticos como la tolbutamida. En este caso, el efecto de la cebolla es equivalente, o incluso mayor, que el del ajo.

> **El ajo en el jardín**
>
> *Teniendo en cuenta que es probable que muchos lectores se tomen la salud de sus jardines como si fuera la propia, unos pocos comentarios sobre el uso del ajo para combatir plagas, hongos y gusanos perniciosos no deja de ser apropiado para este libro, aunque se salga un poco del tema principal.*
>
> *Los granjeros acostumbraron siempre a plantar ajos cerca de las cebollas, calabazas y otros vegetales, ya que el ajo mantenía alejados a varios insectos y gusanos. Los jardineros orgánicos modernos han descubierto que el extracto de ajo, altamente diluido, mata o mantiene lejos a los «gusanos de alambre» (las larvas de los perniciosos insectos elatéridos), las orugas, los gorgojos y la mosca africana. La clave para hacer una buena mezcla es aplastar el ajo, dejarlo que produzca sus aceites sulfúreos y diluirlo en agua y jabón hecho a base de aceite. Los productos activos contra los insectos son los sulfuros del aceite, y estos son bastante fuertes. Estudios realizados en la Universidad de California han demostrado que las larvas de mosquito mueren con una disolución de un diente de ajo aplastado en cuatro litros de agua.*
>
> *El ajo es tan útil contra los hongos del jardín como contra los del cuerpo. Intente usarlo contra el mildiu (o añublo), la roya, el tizón y otras plagas.*

Esto no convierte al ajo en la cura ideal para la diabetes. Pero puede animar a la gente con prediabetes (con niveles altos de glucosa, pero insuficientes para definir el trastorno como diabetes) a probar el ajo como útil suplemento de la dieta.

El ajo como protector contra el cáncer y los tóxicos

Los compuestos sulfúreos del ajo no son tan distintos de aquellos del cuerpo humano que actúan como primera defensa contra los tóxicos y venenos. El hígado utiliza estos compuestos para desintoxicar y desintegrar drogas, venenos, toxinas y sustancias químicas indeseadas. En 1953, el doctor A. S. Weissberger de la Case Western University, en Cleveland (Ohio), indicó que el sulfuro de la alicina podría también ofrecer cierta protección contra el cáncer al ayudar al organismo a eliminar las células cancerosas. El doctor Weissberger inyectó células cancerígenas en ratones con y sin una cantidad determinada de alicina proveniente del ajo. Los ratones que fueron inyectados sólo con células cancerígenas vivieron unos dieciséis días, los otros vivieron durante seis meses.

Esto despertó algún interés sobre las posibilidades del ajo como medicina preventiva contra el cáncer. El profesor Sydney Belman del Medical Center de Nueva York encontró que la cebolla y el ajo eran ambos capaces de evitar mucho más de lo previsto el cáncer en los ratones inyectados con productos químicos desencadenantes de procesos cancerígenos. El profesor Michael Wargovich del departamento de medicina oncológica del Hospital M. D. Anderson, en Houston (Texas), descubrió recientemente que era posible evitar tres cuartos de los tumores causados químicamente dándole a los ratones dialil sulfuro, uno de los sulfuros de que está compuesto el aceite de ajo.

Cientos de estudios de este tipo han sido llevados ya a cabo sobre células, animales y tejidos, y está bastante claro que el ajo, el aceite de ajo, la alicina, los sulfuros y la mayoría de los demás compuestos del ajo son efectivos como protectores de casi todos los tipos de cáncer, e incluso de los cambios genéticos en el ADN. Sin embargo, se debería insistir en que el ajo puede usarse como medicina preventiva del cáncer, pero no puede curarlo (no hay evidencias de que pueda ayudar a tratar el cáncer, de modo que sería más inteligente pensar en él como preventivo).

En los países del tercer mundo, las tradiciones populares consideran a menudo el consumo de ajo y cebolla como una manera de prevenir el cáncer. Por ejemplo, en China, el ajo y el té verde son tenidos como protectores contra el cáncer de estómago y de pulmón. Las evidencias derivadas de estudios sobre animales han satisfecho al Instituto Nacional del Cáncer, en Bethesda (Maryland), el cual inició una costosa investigación sobre alimentación con la intención de averiguar si al añadir a la dieta algunos compuestos que se encuentran en alimentos concretos se reduce el riesgo de cáncer. El ajo fue uno de los alimentos estudiados, junto al romero, la regaliz y otros. No hay evidencia directa de que el ajo actúe como preventivo del cáncer en seres humanos; sin embargo, existen varios estudios que muestran que la gente que vive en áreas donde es costumbre comer ajo no incurren tanto en este tipo de enfermedad. Una curiosa investigación nos llega, esta vez, de China. El doctor Xing Mei del Shandong Medical

College observó que las personas del condado de Gangshan tenían un índice de incidencia de cáncer de estómago del 3,5 por mil. En el condado vecino de Qixia, este índice era más de diez veces mayor, un 40 por mil. Lo único que pudo encontrar para explicar esta disparidad fue que cada habitante de Gangshan comía una media de seis dientes de ajo al día, y los de Qixia no comían ajo en absoluto. Otro ejemplo es el Iowa Women's Health Study, un estudio estadounidense, publicado en 1994 por el doctor K. Steinmetz y sus colegas. La ingesta de 127 alimentos separados fue monitorizada en 41.387 mujeres. De todos los alimentos, sólo el ajo fue claramente asociado a una reducción del riesgo de cáncer de colon.

Los compuestos sulfúreos del ajo también son capaces de expulsar metales pesados tóxicos del organismo. El uso de estos sulfuros con dicho propósito es bien conocido en medicina. Ciertamente, uno de los tratamientos convencionales aplicados en los hospitales contra los metales pesados tóxicos consiste en administrar cisteína, aminoácido que contiene sulfuro y se parece a la alina. En Bulgaria, un preparado a base de ajo llamado «Satal» fue usado para ayudar a los trabajadores a resistir la intoxicación por plomo en la industria; este preparado redujo enormemente los síntomas de intoxicación, así como las cantidades de metales pesados en la sangre. El ajo puede recoger casi su propio peso en materiales tóxicos de plomo o mercurio y, una vez hecho, eliminarlos. Ciertos estudios de laboratorio realizados con animales han demostrado que el ajo puede acelerar la eliminación de metales pesados tan potentemente como los fármacos convencionales usados a este fin. También puede ayudar a limpiar el organismo de otras sustancias, tales como aditivos alimentarios o disolventes.

En el pasado, la gente estaba mucho más preocupada por las infecciones que por los trastornos cardiacos; esto se debía a que las enfermedades del corazón eran una rareza, mientras que las infecciones eran no sólo habituales sino, en muchos casos, letales. El ajo era considerado entonces una de las principales armas contra tales infecciones, ya que, además de ser una planta comestible, era capaz de acabar con las bacterias y los hongos, y también de desintoxicar el cuerpo. Como principal antibiótico de la naturaleza, el ajo era considerado con el máximo respeto hasta la invención de los antibióticos químicos. Hoy, aunque no necesitemos volver la vista atrás y confiar únicamente en el ajo, podemos, sin embargo, usarlo y apreciarlo por su amplia gama de usos contra las infecciones menores. Los antibióticos químicos tienen su papel en el tratamiento de problemas más serios y agudos, pero el ajo debería todavía enorgullecerse del lugar que ocupa en nuestra farmacia natural.

9. Preparados y productos de ajo

El ajo es una medicina tan efectiva como algunos fármacos modernos. «Aclara» la sangre del mismo modo que otro de los remedios más extendidos, la aspirina, y puede reducir la formación de grasa en la circulación con igual o más garantías que la colestiramina, un fármaco usado frecuentemente con este fin que, sin embargo, no es completamente seguro, ya que puede provocar diversos efectos secundarios. Además, las propiedades antiinfecciosas del ajo pueden considerarse tan buenas como las de los modernos fármacos antifúngicos.

El ajo, sin embargo, se distingue por ser una planta y una medicina natural, y no una píldora que contenga una cantidad determinada de productos químicos que se traga dos veces al día de manera irreflexiva. El ajo requiere una mayor atención por parte de quien lo toma.

Es importante comprender qué ofrece cada uno de los diferentes productos a base de ajo que se pueden encontrar, ya que siempre hay uno que se adecua mejor a las necesidades personales. Usted necesitará también saber cuánto ajo debe tomar, y cuál es la manera más efectiva de tomarlo en función del propósito buscado. De acuerdo con sus preferencias personales, usted necesitará saber también qué maneras hay para reducir su intenso sabor. Esto puede parecer demasiado, pero tal vez se debería aplicar este mismo tipo de consideraciones a cualquier planta, tanto si se usa como alimento o como medicina.

Para obtener lo más valioso del ajo, lo mejor es conocerlo en profundidad. Usted encontrará un placer especial en saber todo lo que puede obtener de él, y sus platos se beneficiarán también.

Cuánto ajo tomar

Cuando tome ajo, debe tener en cuenta que hay tres niveles de dosificación.

Dosis «preventiva»

Para cualquier uso preventivo, incluida la protección de la circulación, deberá tomar al menos un diente de ajo, de unos 2 o 3 g, al día. Ésta es la dosis mínima, o «preventiva».

Es aconsejable dividir la dosis en dos tomas, ya que, como indican diversos estudios, los efectos del ajo permanecen en el organismo sólo unas pocas horas después de ser eliminado o neutralizado. Por consiguiente, es necesario tomar al menos de 1 a 1,5 g (medio diente) por la mañana y por la tarde.

Dosis «terapéutica»

Hay situaciones en las que usted necesitará tomar mucho más que una dosis preventiva. Si emplea el ajo para tratar una enfermedad o un síntoma (problemas bronquiales o de garganta, candidiasis, infecciones de estómago o de la piel, etc.), entonces necesitará una dosis más alta, o «terapéutica». La razón es que necesitamos un arranque mucho más potente para dejar fuera de combate a las bacterias, levaduras u hongos que para inhibir la formación de colesterol, grasas y coágulos en la circulación sanguínea. La dosis terapéutica debería consistir en un mínimo de tres dientes (entre 6 y 9 g) al día, repartidos en tres tomas. Esta es la cantidad aconsejada por la farmacopea herbolaria, así como por el saber tradicional y las modernas guías fitoterapéuticas. Mi experiencia me dice que éste es el mínimo necesario para mantener una verdadera acción antiséptica y antibiótica en los tejidos del organismo. Para aquellos que raramente comen ajo, esta dosis puede parecer muy elevada. Sin embargo, no es tan alta dosis; en muchas sociedades (ciertas partes de China, por ejemplo) la gente come tres dientes de ajo o más como norma general, incluidos los niños.

Normalmente, la dosis terapéutica no se necesita para cuidar la circulación, aunque en ocasiones puede ser recomendable tomarla con este fin. Si usted ha tomado o está tomando una comida copiosa y rica en grasas, o si cree que no es una comida demasiado saludable, valdría la pena neutralizarla con uno o dos dientes de ajo. Una vez más, en casos más serios de trastorno circulatorio o arteriosclerosis, el ajo debe usarse a dosis más altas como parte del programa terapéutico que se lleve a cabo para recobrar la salud.

Dosis de «saturación»

Muy de vez en cuando puede ser necesario tomar dosis verdaderamente altas (una cabeza entera de ajo o más). Esto es lo que llamaríamos una dosis de «saturación». Esto podría ocurrir cuando se desarrollaran infecciones mucho más graves (abscesos, disentería, heridas infectadas, etc.) para cuya curación no pudiera o no quisiera usted tomar fármacos, bien fuera por decisión propia o del médico o por no tenerlos disponibles. En cualquier caso, en estas situaciones siempre es mejor pedir consejo a un profesional.

Cómo tomar ajo fresco

El ajo fresco se puede tomar con cierta cantidad de leche o agua caliente, fruta (manzanas, peras, etc.), zumos de verduras, ensaladas de lechuga y perejil o sopas. Todas estas maneras de ingerir ajo pueden ayudar a eliminar la sensación de ardor que provoca el ajo en la boca y el estómago.

Las verduras de hoja verde y el perejil pueden también reducir el olor característico que deja en nuestro aliento y nuestra boca.

El ajo fresco sigue siendo efectivo como medicina si se toma junto con otros alimentos. Sin embargo, el cuerpo no es capaz de absorber todo el ajo si éste se toma junto a toda una copiosa comida, de modo que en estos casos es preferible aumentar las dosis. Seguidamente se describen algunas maneras más detalladas de tomar ajo fresco para poder escoger.

🧄 *Ajo en leche o yogur.* Aplaste y machaque un diente y mézclelo con media taza de leche caliente (preferiblemente de cabra). Añada miel al gusto. Este es un viejo remedio gitano. Puesto que la leche no es muy aconsejable para las infecciones de pecho y garganta ni para los resfriados con producción de mucosidades, este remedio puede modificarse sustituyendo la leche por yogur, kefir o kumiss.

🧄 *Jarabe de ajo.* Es similar a los siropes o jarabes de ajo descritos en las guías oficiales de fármacos, como la farmacopea británica, ya a principios del siglo XX. Está recomendado por muchos herbolarios como un recurso práctico y eficaz para llevar en el botiquín. En este jarabe, el ajo no es fresco, como en otras recetas, y se podría pensar que las propiedades de la alicina podrían disminuir tras prepararlo, pero, curiosamente, el producto resultante parece mantener en gran parte su potencia. Para elaborarlo, ponga 250 g (unas 10 cabezas u 80 dientes) de ajo machacado en una jarra de un litro; llene casi con vinagre de sidra y agua a partes iguales, cubra y deje reposar durante unos pocos días, agitándolo de vez en cuando. Filtre con un colador de tela, añada una taza de miel, agite y guarde en el refrigerador. Este jarabe se mantendrá en buenas condiciones durante más de un año. Es especialmente útil para combatir la tos, los problemas bronquiales y nasales y la inflamación de garganta, así como los problemas circulatorios. La dosis correcta es una cucharada grande, tres veces al día.

🧄 *Sopa de ajo y miso.* Con miso, un extracto japonés de haba de soja, se hace una excelente sopa caliente, ideal para tomar con ajo. Disuelva una cucharada pequeña de miso en agua hervida. Agregue un par de gotas de salsa de soja, unas buenas gotas de limón, algo de cebollas rayadas y uno o dos dientes de ajo machacados. Esta sopa es especialmente buena durante la convalecencia de una infección, ya que aporta fortaleza al mismo tiempo que ejerce su poder curativo. En caso necesario, el miso puede ser sustituido por un concentrado vegetal.

Aplicaciones externas de ajo fresco. Hay situaciones (por ejemplo, cuando se padece de pie de atleta, infecciones por hongos, picores, candidiasis en el aparato genitourinario o infecciones de la boca o de las encías) en las que el ajo se debe aplicar directamente sobre la piel o las superficies mucosas. Si la piel no es demasiado sensible, se puede sencillamente machacar el ajo sobre un trozo de algodón, situarlo sobre el área afectada y vendarlo. Puede producirse una sensación ardiente que pasa en pocos minutos. La aplicación del ajo puede limitarse a las áreas requeridas extendiendo parafina en las partes adyacentes. Si, por otra parte, la sensación de quemazón fuera demasiado intensa, como puede suceder, por ejemplo, al aplicarlo a las encías, se puede usar una rodaja o trozo de ajo previamente aplastado o machacado, pero tras 30 minutos de haberlo aplastado.

Qué hacer con el olor del ajo

El fuerte e intenso olor del ajo proviene principalmente de los sulfuros y los disulfuros que se forman por los cambios naturales en la alicina. Cuando comemos ajo fresco, su olor característico sube inmediatamente desde la boca y, una vez tragado y digerido, desde el estómago, los pulmones y la piel. Usted puede reducir sustancialmente el olor bucal si traga el ajo ya aplastado muy rápidamente sin masticarlo, si lo lava o si hace una «píldora» con lechuga o perejil y la come seguidamente. Una vez sugerí a mi hija más joven (tenía unos cinco años) que tomara ajo para tratar una infección menor. Aquella mañana, un poco más tarde, me sucedió que la vi intensamente concentrada en algo mientras estaba en la cocina. Eché un vistazo sobre sus hombros y vi que estaba cortando ajos pelados en rodajas, metiéndolos dentro de granos de uva y comiéndolos con ganas uno a uno. ¡Había descubierto una maravillosa y deliciosa manera de tomar su medicina!

La lechuga, el perejil y las semillas aromáticas, como las de anís y menta, reducen y disfrazan el olor proveniente de la digestión en el estómago. Estos últimos deben comerse con el ajo y después de él. El olor que se percibe por la piel y los pulmones no se puede evitar, pero es el menos intenso de todos. Sin embargo, si el olor es un problema, la mejor manera de reducirlo es, sin duda, usando uno de los otros productos a base de ajo disponibles en los mercados (véase a continuación en el texto). Algunos de ellos emplean métodos modernos muy interesantes para reducir y, virtualmente, eliminar el olor del ajo.

Ajo frito y cocinado

Si el ajo se aplasta sobre una sartén caliente, algo de su alicina se produce inmediatamente; debido al calor, la alicina se convierte en los aceitosos y olorosos sulfuros y disulfuros.

Tal y como ya hemos visto, estos compuestos del ajo son efectivos como protectores cardiovasculares, de modo que al freír o cocinar el ajo no se destruye su efectividad. Por otra parte, estos compuestos sulfúreos se evaporan gradualmente en el aire hasta perderse. Cuando su vecino huele los aromáticos ajos que usted cocina en casa significa que su plato con ajo ha perdido algo de su capacidad medicinal. Es por esto que es preferible añadir el ajo sólo al final de la cocción. Y recuerde que cuanto más retrase el proceso de cocción menos cantidad efectiva de ajo tendrá en su plato.

Productos de ajo

Como hemos visto, los productos de ajo han llegado a ser extremadamente populares en los últimos años. Estos productos proporcionan una oportunidad para disfrutar de los indudables beneficios del ajo sin tener que sufrir ninguno de sus admitidos pero muy leves «efectos secundarios». Aunque en las zonas donde ya es tradicional comer ajos no se han popularizado demasiado, su uso se ha extendido bastante en el norte de Europa y Norteamérica, donde el ajo no constituye todavía un sabor «nacional». Existen muchos productos de ajo, desde los menos olorosos hasta los completamente desodorizados. Se presentan en forma de aceites, polvos, extracto, píldoras y cápsulas. ¿Cuán efectivos son? ¿Cuáles son los mejores? Estos productos se pueden dividir en tres grupos.

Cápsulas de aceite de ajo

Se llama aceite de ajo al aceite aromático o esencial de ajo. Una manera de prepararlo es machacando ajo en un recipiente, y luego calentándolo con vapor de agua hirviendo. Los compuestos oleosos son recogidos por el vapor y luego se precipitan al enfriarse el vapor.

Otra forma de obtener aceite de ajo es añadiendo una gran cantidad de aceite vegetal (preferiblemente de oliva) al ajo machacado en un recipiente, sin calentarlo. Remueva bien la mezcla y déjela reposar después en un frasco hermético durante unos 10 días, agitándolo de vez en cuando. Es preferible que el frasco esté en un lugar donde le dé el sol directamente. El aceite vegetal va recogiendo el aceite del ajo, tras lo cual se extraen los restos sólidos por filtrado. A esto se le llama aceite macerado y se usa para elaborar algunos de los diversos tipo de cápsulas de ajo. Es aconsejable guardar el aceite de ajo en la nevera.

El aceite del ajo se compone de sulfuros, disulfuros, trisulfuros y otros compuestos que surgen en el proceso de transformación de la alicina. En el ajo fresco normal o mezclado con aceite vegetal, esta transformación se produce en pocos días. Cuando la pasta de ajo machacado se destila al vapor, esto ocurre de manera inmediata gracias al calor, al igual que cuando el ajo se fríe. El aceite de ajo es, por consiguiente, muy parecido al ajo frito. La cantidad de aceite es aproximadamente la misma que la cantidad de alicina que los produce, esto es, de 0,1 a 0,2 % del total del peso del ajo fresco. En otras palabras, unos 500-1.000 kg de ajo fresco proporcionan 1 kg de aceite. Esto supone que el aceite de ajo es extremadamente concentrado. Un diente de ajo que pese entre 2 o 3 g puede llegar a contener entre 2 y 6 mg de aceite.

El aceite de ajo se vende normalmente en cápsulas de gelatina que contienen una pequeña cantidad de aceite de ajo suspendido en aceite vegetal. Estas cápsulas fueron el primer producto a base de ajo que salió al mercado, y fue desarrollado en Alemania hacia los años veinte del siglo XX. Las cápsulas han tenido desde entonces, con mayor o menor popularidad, una extensa difusión. De hecho, por ejemplo, la mayor parte de los 300 millones de dosis de ajo que se consumen anualmente en los Estados Unidos son en forma de cápsula de gelatina. Las cápsulas de ajo evitan completamente el olor bucal que se produce al masticarlo; sin embargo, su contenido conserva un intenso aroma que emerge por la respiración y el aliento una vez se han disuelto las cápsulas en el estómago. Este olor puede reducirse con las cápsulas de «revestimiento completo», un tipo de cubrimiento que no se deshace en el estómago totalmente, sino en el intestino, lo que evita que se produzca la evaporación de olores por la boca o la respiración.

Pero, ¿son efectivas estas cápsulas? Se han llevado a cabo varios estudios sobre esta cuestión. En ellos, científicos como el profesor Arun Bordia, pionero de la investigación sobre el ajo en India, y el doctor Asat Qureshi, del Departamento de Agricultura de Estados Unidos, han descubierto que el aceite es tan efectivo como el ajo fresco para reducir el colesterol y la coagulación de la sangre, y que tiene, además, un efecto preventivo general sobre el aparato cardiovascular. Así, la popularidad de las cápsulas de aceite de ajo ha llegado a ser confirmada en el laboratorio. No obstante, el poder antibiótico de estas cápsulas es limitado. Varios estudios han demostrado que el ajo fresco o el jugo de ajo lanzado en medio de un «mar» de bacterias puede acabar con éstas en un diámetro de varios centímetros. Si se usa aceite de ajo, el poder aniquilador de bacterias u hongos no desaparece, pero es mucho más reducido.

Hemos visto ya que un diente de ajo puede producir entre 2 y 6 mg de aceite. Ésta es la dosis preventiva diaria. Muchas cápsulas disponibles hoy en el mercado contienen menos de 1 mg de aceite (a menudo sólo 0,66 mg). La razón, en parte, es que ésta es la dosis tradicional establecida hace mucho tiempo. Así, es posible necesitar entre dos y seis de estas cápsulas al día para conseguir una dosis preventiva mínima, y entre seis y veintisiete cápsulas por día para situarnos en la dosis terapéutica, que corresponde a tres dientes al día.

De hecho, varios investigadores, como el doctor R. R. Samson de la Enfermería Real de Edinburgo, han realizado estudios sobre pacientes usando cápsulas de aceite. Se evidenció que el aceite de ajo, cuando se preparaba en el laboratorio y se consumía fresco, ayudaba claramente a hacer menos viscosa la sangre y reducir el colesterol. Pero, cuando se usaban cápsulas de aceite comerciales según las recomendaciones del fabricante no se obtenían resultados destacables. Estas cápsulas de aceite vieron reducido su efecto debido a que se administraron dosis inadecuadas. Por eso, asegúrese de tomar ajo en dosis suficientes al usar cápsulas; el envoltorio del producto debería explicitar cuánto aceite de ajo contienen las cápsulas, además del tipo de aceite de relleno, que es, normalmente, aceite vegetal.

Tabletas de ajo en polvo

Otra manera de concentrar ajo y convertirlo en un producto farmacéutico es desecándolo. El ajo tiene casi dos tercios de su masa en agua; desecándolo se consigue un polvo que es fácilmente convertible en tabletas. Estas tabletas pueden también revestirse con alguna sustancia para reducir su aroma. Ésta es una buena manera de preservar las propiedades medicinales del ajo, ya que este polvo todavía conserva altos niveles de alicina. Las tabletas de polvo de ajo son muy populares, y muchas de las pruebas clínicas realizadas para reducir el colesterol han empleado este tipo de producto. Las tabletas pueden estar, en principio, libres de olores; en un estudio clínico ya mencionado, realizado por el doctor F. H. Mader y sus colegas (véase pág. 77) con polvo de ajo, sólo alrededor de un 10 % de los participantes notaron el olor.

El proceso de secado parece muy sencillo, pero de hecho es algo complicado. Se necesitan condiciones especiales para producir las máximas cantidades de alicina e ingredientes activos en el polvo. Por ejemplo, si el ajo se muele y se seca demasiado deprisa no se le da tiempo a producir la alicina; así, sólo se consigue un producto más o menos libre de olores, pero pobre en cuanto a su eficacia. Por otra parte, si se prepara muy lentamente, la alicina puede llegar a alterarse espontáneamente para pasar a producir los componentes oleosos, de modo que el polvo resultante conservará un fuerte sabor.

Este último es el caso del ajo seco que se emplea para cocinar. La industria alimentaria deseca una gran cantidad de ajo y lo muele hasta convertirlo en polvo o copos. El proceso de secado emplea altas temperaturas y mucho tiempo (con lo cual se pierde la alicina) en comparación con la manera correcta de secarlo cuando el ajo se usa para fines medicinales. Con este procedimiento, incluso el aceite contenido es mínimo, debido al largo procesamiento y almacenamiento. Por este motivo, el ajo seco que se puede encontrar en las secciones de especias de los supermercados no es adecuado para usos medicinales.

Debido a que existen diferentes métodos para secar el ajo, los polvos pueden ser también de muy buena o muy mala calidad. Esto representa un problema para el consumidor, que tiene el derecho a conocer la potencia de cada producto. Afortunadamente, existen dos pruebas que se pueden realizar para asegurarnos de si el polvo de ajo tiene o no altos niveles de alicina. Uno de ellos lo puede realizar usted mismo, el otro debe llevarlo a cabo el fabricante.

La prueba del gusto. La alicina es picante y provoca una sensación ardiente, pero no huele demasiado. Los sulfuros del aceite que se producen a partir de la alicina, por otro lado, sí conservan este aroma típicamente intenso, pegajoso y sulfuroso del ajo, pero no tienen ese sabor picante. Así, usted puede probar el contenido de una píldora o cápsula para confirmar este punto. Primero, debe tener un sabor fuerte, de otro modo no será del todo bueno. Segundo, debe provocar esa sensación ardiente y picante (cuanto más mejor) y desprender ese olor intenso a sulfuro.

La prueba analítica. Es posible analizar el extracto de ajo y otros productos mediante una técnica llamada *cromatografía líquida de alta presión* (CLAP). Con esta prueba se conoce exactamente cuánta alina y alicina contiene una sustancia, así como la proporción de otros compuestos posibles. Los fabricantes suelen reflejar el contenido de alicina y otros compuestos en los envoltorios de los productos de ajo.

Si el polvo de ajo está bien elaborado debería ser igualmente efectivo para la protección del sistema circulatorio como para las demás aplicaciones comentadas en este libro. Este es un aspecto sobre el que hay una activa investigación. En China, Europa y Estados Unidos, se están realizando esfuerzos para producir el polvo de ajo perfecto con usos medicinales.

Ajo macerado desodorizado

La tercera clase de productos de ajo que se puede hallar en los comercios especializados es un extracto, hecho en Japón, que se presenta como desodorizado. Está hecho de trozos de ajo macerados en alcohol durante muchos meses, tras lo cual se convierte en un extracto usado para elaborar tabletas y otros preparados. Los preparados de ajo añejo (o macerado) parecen tener un perfil químico algo diferente al de los demás productos de ajo, y no se basan en la creación de alicina o sustancias sulfúreas derivadas de él. La ausencia de olor en este producto se debe a la ausencia de estos componentes antes que a una manera especial de ser envasado o encapsulado.

Hay un amplio debate en el seno de la industria de productos para la salud, y también en la literatura científica, sobre la efectividad del ajo desodorizado en comparación con los demás productos de ajo. La situación es confusa, especialmente porque nunca se han realizado estudios clínicos que comparen la efectividad de cada tipo de producto. La ausencia de tales investigaciones supone que dicho debate se produce a partir de deducciones y no de resultados contrastables con la investigación científica. El ajo desodorizado parece carecer de cientos de ingredientes activos clave que actúan sobre la circulación de la sangre, pero tiene otras sustancias que poseen efectos anticancerígenos. Aunque las diferentes clases de productos no han sido comparadas clínicamente, se puede decir con certeza que la mayor parte de las investigaciones clínicas y científicas sobre el polvo de ajo y las cápsulas de aceite de ajo demuestran su efectividad sobre el sistema cardiovascular, mientras que la mayoría de los estudios sobre el ajo añejo desodorizado revelan su efectividad respecto a la prevención del cáncer (aspecto comentado en el capítulo 8).

La inocuidad del ajo y de los productos de ajo

El ajo es extremadamente seguro e inocuo, y es consumido por millones de personas a diario en todo el mundo sin que se hayan evidenciado efectos secundarios en ningún caso. Hay grupos sociales que tradicionalmente han incluido varios dientes de ajo fresco en sus dietas diarias, sin que se hayan producido signos de posibles contraindicaciones. Por ejemplo, los habitantes del condado de Gangshan, en la provincia china de Shandong, consumen alrededor de 20 g de ajo fresco al día (unos siete dientes). En algunos estudios sobre la reducción del colesterol, a los pacientes se les daban más de 20 dientes de ajo fresco al día durante tres meses, sin que existiera ningún efecto adverso. Hay persona que han tomado 200 mg de aceite de ajo (equivalente a unos 70 dientes de ajo), sin que se apreciaran tampoco efectos secundarios ni malestar.

El ajo sólo puede llegar a ser tóxico a dosis tan altas que se convierten en imposibles. Varios estudios sobre ratas han demostrado que el efecto tóxico sobreviene a dosis de 5 g de jugo de ajo fresco por cada kilogramo de peso corporal, lo que para un hombre de peso medio supondría comer unos 300 dientes machacados de una sentada. Con estas elevadísimas dosis, el estómago podría resultar dañado por el efecto picante y ardiente del ajo fresco, del mismo modo que podría dañarse debido a una ingesta excesiva de otras sustancias picantes como la cayena, la guindilla o el chile. La misma alicina, responsable del principio picante del ajo, es también tóxica a dosis muy altas, por encima de las que podrían ser consumidas por un ser humano. Según varios estudios sobre animales, la toxicidad en el hígado y el estómago se produjo tras dar a ratas alicina a dosis equivalentes a las que ingeriría un hombre que comiera 500 dientes de ajo. La alicina y el ajo fresco pueden causar un efecto colateral leve debido a su carácter picante si se mantienen sobre la piel o sobre los delicados tejidos de la boca; en estos casos pueden causar una leve irritación. En algunas personas de piel muy sensible, tocar ajos durante mucho tiempo puede causar erupciones cutáneas; esto es algo que ocasionalmente puede causar molestias a los profesionales de la cocina o a aquellos trabajadores de la industria alimentaria que están a diario en contacto con ajos.

Puesto que el ajo puede reducir la velocidad de coagulación, lo cual suele mejorar la salud cardiovascular, la gente que está tomando fármacos anticoagulantes debería ser consciente de que el ajo puede reducir la tendencia coagulante en la sangre. Esto podría suponer un problema en ciertas situaciones, tales como una operación quirúrgica. Así que, no tome demasiado ajo si sabe que irá en breve al quirófano.

Para resumir, tanto si el ajo es fresco, seco, en forma de aceite o desodorizado, no hay evidencia de que exista ningún efecto secundario significativo debido a la ingesta de ajo, siempre a dosis razonables y con fines terapéuticos. Lo peor que puede ocurrir es que se produzca un leve desarreglo estomacal si se toman cantidades verdaderamente elevadas de ajo. De todas formas, este efecto dura sólo unos pocos minutos. El olor del ajo es probablemente el único efecto indeseado del mismo; aunque no puede llamarse propiamente un efecto secundario, a menos que podamos decir exactamente lo mismo del mal sabor de la penicilina. Hemos hablado ya de cómo se elimina el olor en la mayoría de los productos de ajo.

Ha habido una gran controversia sobre qué productos disponibles en el mercado es mejor tomar y qué ventajas ofrece cada uno. En la prensa popular se han difundido montones de opiniones pseudocientíficas, de modo que, al final, la gente ha debido pensar que no es posible tomar ajo si no se tiene un doctorado en química. En este capítulo, he intentado exponer las diferentes maneras de preparar ajo, pero, afortunadamente, la mayoría de preparados efectivos para mejorar la actividad cardiovascular ya están disponibles en el mercado. Pero no olvide que, como ocurre con todos los remedios vegetales, consumir productos frescos es mejor y más barato.

10. Conclusión

En las últimas dos décadas se ha vivido un proceso de considerable mejora en la concienciación sobre la salud. Me veo hace veinte años yendo de panadería en panadería, en el norte de Inglaterra, buscando una buena hogaza de pan integral. Los alimentos procesados eran entonces la norma, y cualquier cosa relativa a lo dañinos que pueden resultar los aditivos artificiales era considerado una excentricidad. El primer restaurante vegetariano de Londres fue llamado, a propósito, *Cranks (Cangrejos)*, un guiño semántico que aludía a la imagen pública de los vegetarianos como sentimentales caprichosos que añoraban una vuelta idílica al pasado. Hoy, sin embargo, un gran número de personas saben algo acerca de los aditivos y conservantes que se usan para elaborar los alimentos procesados. Los fabricantes compiten entre ellos por poner la denominación «producto natural» en sus etiquetas, incluso cuando esta descripción sea muy discutible en dichos productos. Ahora, usted puede comprar comida sana e incluso alimentos cultivados de manera orgánica en los supermercados... Y, al mismo tiempo, el colesterol se ha convertido en una palabra que designa un problema muy doméstico.

Un largo camino por recorrer

Por todo ello, tenemos todavía un largo camino por delante. En Estados Unidos, Gran Bretaña y otros países desarrollados, los *lobbies* de la industria alimentaria (el *lobby* de los productos lácteos, el de la carne, el agrícola, etc.) han ido fortaleciéndose desde la II Guerra Mundial. Los esfuerzos para simplificar y hacer más sana la dieta no han dado muchos resultados. Las estadísticas sobre alimentación sana son lamentablemente conservadoras. Ya hemos visto que las recomendaciones para reducir el contenido en grasa del 40 al 30 % de la dieta no tendría casi ningún efecto sobre la formación de grasa en nuestros vasos sanguíneos. Necesitamos una revisión mucho más radical de nuestra dieta y nuestro estilo de vida (sobre todo en la línea de las dietas de Creta y Japón).

Es todavía una opinión muy extendida que las enfermedades del corazón son algo desafortunado que sólo les sucede a algunos ejecutivos que viven en situaciones de mucho estrés, y que no vale la pena preocuparse por ello a menos que nos lo advierta el médico. Sin embargo, la función del médico es curar, no prevenir. Los médicos tienen unos extensos conocimientos sobre lo que le ocurre al cuerpo si sufre de una presión arterial alta, y sobre qué fármacos usar para reducirla. Pero poco se enseña en la formación académica médica sobre como prevenir éste y otros problemas. Esto se deja a los naturópatas, a la industria de la salud y a la divulgación naturista que se ofrece en libros y revistas, con alguna discreta ayuda en materia de educación sanitaria por parte de las autoridades estatales. Usted no puede ayudarse a sí mismo si no comienza a manejar su propia salud e inicia un programa de autocuración y autodesintoxicación que, de cualquier modo, puede funcionar de manera paralela y complementaria a los consejos de su médico.

Ser más independiente tiene sus ventajas y sus riesgos. La ventaja es que usted aprende más sobre sí mismo y sobre sus puntos débiles y sus puntos fuertes. Usted puede encontrar así un gran cambio en la apreciación de su vida, y no sólo por lo que se refiere a su salud física, sino también por el cambio en la imagen que tiene de sí mismo, en su bienestar y en el control que ejerce sobre su propia vida. La desventaja es que, sin la relajante confianza en lo que dicen las autoridades sanitarias, usted se encontrará en un mundo lleno de posibles elecciones, novedades, remedios y promesas, un mundo en el que quizás le sea difícil escoger las mejores soluciones para usted. No obstante, su búsqueda personal desenmarañará gradualmente los principios que se esconden tras cada producto natural, y a través de ellos podrá construir sus propias prácticas curativas.

Los modernos tratamientos médicos para los trastornos cardiovasculares llegan, normalmente, demasiado tarde y demasiado poco a menudo. Los infartos de miocardio se consideran más o menos imprevisibles. Las operaciones de corazón para instalar un bypass, una vez evaluadas con tranquilidad, se han revelado capaces de alargar la esperanza de vida de una manera muy relativa, y sólo en casos severos, ya que los nuevos vasos pronto desarrollan placas de grasa como las preexistentes. Los cuidados intensivos para enfermos del corazón pueden, efectivamente, salvar vidas, pero, frecuentemente, los tratamientos caseros realizados en un entorno menos estresante y que emplean métodos holísticos podrían, en primer lugar, prevenir los ataques y, en segundo término, ser tan efectivos en la recuperación como los métodos más modernos y *high-tech*. Los fármacos para trastornos cardiovasculares presentan una gama de efectos secundarios que restringen sus posibles beneficios. El mensaje es claro: no hay panaceas en la medicina moderna. No hay otra elección que escoger una vía personal para la prevención.

Una cuestión que se plantea frecuentemente es, ¿por qué remedios como el ajo (u otros presentados en este libro) no han sido ya aceptados por los organismos responsables? Una de las razones es de índole política, como mencioné antes, y tiene más que ver con los *lobbies* o grupos de presión industriales que con los temas de salud. Otra razón tiene que ver con la misma naturaleza de la ciencia y la investigación científica. Es norma en la cultura científica que un nuevo descubrimiento terapéutico sea aceptado como válido sólo si puede ser demostrado objetivamente por estudios de investigación. Esto crea restricciones muy rigurosas respecto a aquello que se puede considerar como hechos comprobados. Por ejemplo, restringe la legitimidad de las experiencias subjetivas sobre la enfermedad o la salud, restringe el interés en métodos más sutiles de prevención y mantenimiento de la salud y rechaza los estados de salud que no presentan síntomas objetivos, tales como la formación de placas de grasa en sus primeras etapas. Por estas razones, por considerar que no hay suficientes evidencias, las autoridades sanitarias se resisten a recomendar las soluciones de la naturopatía a la población. Pero este es un argumento muy cuestionable. Después de cientos de millones de dólares gastados en investigación, se dice que la importancia de reducir o no el colesterol no está todavía establecida. A pesar de todo, países como Finlandia, que han lanzado serios programas preventivos, han visto reducirse los índices de enfermedades cardiacas de su población de una manera espectacular. No podemos esperar a que concluyan tantos interminables proyectos de investigación. La prevención debería comenzar ahora. La investigación puede, y debe, confirmarlo más adelante.

La popularidad del ajo

Contra estos antecedentes, el ajo ha sido uno de los redescubrimientos del siglo. Ha sido tomado en grandes cantidades y durante muchos años para aliviar la tos, los resfriados, los catarros, las inflamaciones de garganta y otras infecciones. Ahora ha sido puesto en el candelero gracias a su capacidad para favorecer el tratamiento de trastornos del sistema circulatorio. Existen tantas pruebas de sus benéficos efectos que ya se está convirtiendo en uno de los más populares remedios naturales en todo el mundo.

El ajo es la medicina del pueblo. No es un remedio nada especial o raro, ni una medicina pura con patente, ni un fármaco caro. Como todos los remedios de la herbolaria y todos los alimentos curativos, el ajo es parte de nuestro patrimonio. Con el creciente movimiento a favor de los remedios naturales, las farmacias se parecen cada vez más a las tiendas naturópatas, y las tiendas naturópatas se parecen cada vez más a las farmacias. En Francia y Alemania especialmente, las farmacias tienen ahora una «atmósfera herbácea» que las distingue, mucho más que nunca desde los tiempos de las boticas. El ajo tiene, naturalmente, un importante lugar en este nuevo movimiento.

La misma tradición herbolaria ha tenido una importante evolución en los últimos años, una evolución que ha acompañado su creciente popularidad. Ya no está marcada con ese aire de moda retro y olor rancio. Hoy, a la herbolaria (o herboristería) se la llama fitoterapia, y sus remedios a base de hierbas y plantas consisten principalmente en extractos concentrados preparados en condiciones controladas científicamente y analizados en laboratorios para asegurar su pureza y su contenido en principios activos. Estos remedios se presentan, entre otras formas, como tabletas y cápsulas reguladas por las autoridades sanitarias de manera similar a los productos farmacéuticos. El ajo es parte de esta revolución. Y su popularidad se ha incrementado enormemente, así como nuestro conocimiento de sus efectos y de la manera correcta de dosificarlo, prepararlo y transformarlo en productos curativos. Estamos empezando a beneficiarnos tanto de la experiencia del pasado como del resultado de los modernos programas de investigación que avalan el uso del ajo.

El ajo y la medicina convencional

El ajo no está todavía plenamente reconocido por la sociedad médica de todo los países. A este respecto, se encuentra retenido por cierta actitud que limita la regulación de las hierbas como productos naturales para la salud, a las cuales no se les ofrece un estatus legal especial, sino que se las trata de la misma manera que a los fármacos sintéticos. Aunque al menos treinta pruebas clínicas fueron publicadas en los años noventa del siglo XX, casi todas sobre los efectos cardiovasculares del ajo, éstas fueron suficientes sólo para convencer a las autoridades en Alemania, donde muchas de ellas fueron puestas en práctica. Ha habido un par de estudios clínicos muy rigurosos en los Estados Unidos, pero, aunque ya se han llevado a cabo otros análisis y hay un gran apoyo farmacéutico a los estudios sobre el ajo, el departamento de farmacopea estadounidense (FDA) no parece muy decidido a aceptarlo plenamente. Aunque el aceite de ajo tiene una licencia de las autoridades en Gran Bretaña, éstas sólo permiten a los fabricantes de productos de ajo anunciar su efectividad contra la tos, el catarro y otras dolencias parecidas. Esto no significa que el aceite de ajo no funcione como medicina contra las enfermedades cardiovasculares en Gran Bretaña, sino sólo que las autoridades sanitarias británicas no están todavía convencidas de que sí es efectivo. Todavía no se han puesto al corriente del completo conocimiento de los benéficos efectos del ajo. Sólo en Alemania y uno o dos países europeos ha sido reconocido el ajo por las autoridades sanitarias como remedio preventivo eficaz contra los problemas circulatorios.

No obstante, es probable que sí se hayan acelerado los programas de investigación diseñados para descubrir exactamente lo potente que es el ajo como preventivo de trastornos cardiovasculares, tanto en sí mismo como comparado con otros fármacos sintéticos o en relación a otras medicinas naturales como el aceite de pescado rico en ácido eicosapentanoico (EPA). Todavía no podemos saber realmente lo potente que puede llegar a ser el ajo y qué tipo de personas pueden beneficiarse más de él. También existe la necesidad de ampliar la investigación de su poder antiinfeccioso en las personas, la cual completaría el resto de investigaciones ya realizadas en laboratorio.

La verdadera dimensión de los remedios naturales

A lo largo del siglo XX nos hemos acostumbrado a los fármacos. Los fármacos son simples compuestos químicos que provocan en el organismo una reacción determinada y conocida previamente. Son potentes y específicos; sus efectos secundarios se incrementan debido a que su acción sobre una determinada parte del cuerpo puede desencadenar cambios inesperados en otras partes del mismo. Estas drogas sustituyeron a las hierbas, que fueron el pilar de la medicina hasta su aparición. El uso terapéutico de las hierbas se fue dejando de lado al ser considerado poco científico, poco fiable, poco eficaz y muy engorroso. Ahora que sabemos el tipo de problemas que pueden generar ciertos fármacos, los remedios de la herbolaria viven un renovado interés por parte del público. Creemos sinceramente que muchos de estos remedios fueron eliminados de las farmacopeas sin ninguna justificación racional. No fueron rechazados u olvidados porque fueran ineficaces, ya que la efectividad de la mayor parte de ellos no fue analizada ni probada en el laboratorio. Las medicinas naturales fueron apartados sólo porque no encajaban en el sistema. Una razón muy poco científica.

Ahora que los remedios naturales están recobrándose para nuestro botiquín, nos deberíamos preguntar si las críticas vertidas sobre ellos tenían fundamento o no. De tener sentido estas críticas, sólo lo tendrían desde la perspectiva médica que diagnostica un conjunto preciso de síntomas y receta unos fármacos determinados para erradicarlos. Una aproximación más tradicional, natural y «complementaria» apunta a que la manera de actuar pasa más bien por reducir la vulnerabilidad del organismo respecto a las enfermedades, fortalecerlo y estimularlo para que resista por sí mismo. Las hierbas curativas encajan muy bien dentro de este planteamiento. Frecuentemente sus efectos son reguladores y adaptadores (es decir, que funcionan en colaboración con el organismo en vez de en su contra). Por ejemplo, hierbas como la milenrama o el regaliz pueden fomentar y fortalecer la inmunidad del organismo y deshacerse de una infección. Ningún fármaco actual es capaz de conseguir tal efecto. El ajo, asimismo, es capaz de prevenir trastornos de la circulación de una manera incomparablemente más eficaz e inocua que ningún fármaco moderno. Las hierbas comunes como la menta, la consuelda, la uña de caballo y otros cientos más pueden tratar síntomas sin alterar el proceso natural de curación.

Es cierto que el efecto de las hierbas es más débil que el de los productos elaborados químicamente y que no acaban con los síntomas con tanta rapidez. Sin embargo, son mucho más «blandas» y se mantienen cerca de la antigua máxima de la medicina según la cual «lo primero es no causar daño». Su supuesta debilidad puede suponer una desventaja si se trata de curar una infección seria y galopante. Por otra parte, una hierba puede afectar a una amplia gama de procesos que de otro modo requerirían un buen montón de fármacos. Hemos comprobado esto en el sistema cardiovascular, donde el ajo afecta a la coagulación de la sangre, la presión arterial, el colesterol y el «aclaramiento» de la sangre, y contribuye a la salud general con otros efectos muy benéficos, como el de ayudar a expulsar el exceso de agua del organismo.

Todas estas propiedades convierten a las hierbas en algo irremplazable en medicina preventiva y en el autotratamiento de muchos trastornos menores o crónicos. Si usted decide o no usarlas para tratar problemas más serios es algo que debería depender en gran medida de los consejos de un profesional. Los remedios a base de hierbas pueden emplearse para combatir casi todos los problemas de salud, tanto por sí solos como combinados con otros tratamientos. Sin embargo, el consejo de los profesionales de la salud natural le capacitará a usted para escoger la mejor manera de usarlos, sobre todo cuando se trate de enfermedades muy serias.

Los límites del cuidado personal de la salud

Las tres cuartas partes de los problemas de salud nunca llegan en la sala de espera del médico. La mayoría de ellos son leves y de tratamiento personal, es decir, que se curan fácilmente por sí mismos y se tratan en el día a día como algo cotidiano. Por cada episodio de dolor de pecho causado por la angina de pecho, habrá miles debidos a simples tirones musculares o a acumulación de gases intestinales en el diafragma, y en ese caso no hay nada que tratar médicamente con fármacos.

En otras palabras, la gente suele cuidar de sí misma lo bastante. Los remedio suaves como el ajo, otras hierbas, plantas o vitaminas son útiles en estos casos porque proporcionan las herramientas para cuidarse a uno mismo. Cuanto más conozca usted el ajo, por ejemplo, menos irá al médico a pedirle antibióticos. En el mundo moderno una gran cantidad de este conocimiento se ha perdido. Hemos sido animados a ir con todos nuestros problemas al médico especialista, que los diagnostica y los trata sin apenas decirnos qué hace y por qué. (Ciertamente, dada la potencia de la mayoría de los fármacos, es mejor que no intentemos automedicarnos con ellos.) Un principio de la curación es el conocimiento de cuál es la dolencia, por qué se produce y qué efecto produce lo que tomamos para aliviarnos. Para ello, lo único que podemos hacer es aprender a usar el conocimiento de la medicina natural. Esta es la razón de que se escriban y se lean tantos libros sobre salud: volver a aprender todo lo que la naturaleza nos ofrece para cuidar nuestra salud y nuestro bienestar.

De cualquier forma, hay que insistir en que para llevar a cabo el tratamiento más apropiado, en cualquier caso (ya sea con fitoterapia o a través de la dieta), es conveniente recabar el consejo de un profesional. Esto no significa que usted no pueda cuidar de su salud por sí mismo usando remedios naturales; sólo quiere decir que siempre conseguirá mejores resultados si sus esfuerzos son guiados y supervisados por un profesional de la salud. En el caso de los trastornos circulatorios y cardiovasculares, sería aconsejable también hacerse revisiones periódicas. Si todo es satisfactorio respecto a su estado de salud no necesitará ningún tratamiento médico añadido; lo cual no quiere decir que no sea recomendable observar siempre ciertas costumbres saludables como medida de mantenimiento, algo que debe adaptarse siempre de manera individual a cada persona. Si su consejero de salud encuentra que usted es especialmente vulnerable a padecer problemas cardiovasculares, debería ser capaz de preparar para usted un régimen que le convenga más que el que usted ha preparado por sí mismo. Por ejemplo, le debería recomendar ciertas hierbas para tomar con ajo, y también debería revisar su dieta detalladamente con usted. Los profesionales mejor preparados para llevar a cabo este trabajo son los naturópatas, herbolarios, fitoterapeutas, homeópatas y doctores de medicina holística. Los médicos convencionales que no han tenido una formación holística no son demasiado adeptos a esta medicina natural, pero gracias al incremento del interés en las medicinas complementarias a usted no le costará mucho dar con el profesional adecuado.

Aún queda la cuestión de cómo debería uno recibir y usar toda la información que en la actualidad se genera sobre la salud natural. Pero esto ya es materia del segundo libro sobre el ajo que he escrito; que haya sido posible escribir un segundo libro sobre algo tan pequeño y, en apariencia, sencillo podría parecer una proeza... Mucha gente me ha preguntado cómo es posible que se pueda escribir un solo libro sobre este tema. Pero puedo certificar que se puede. Cuando me preguntan esto, suelo responder, citando a William Blake, que es posible ver un mundo entero en un grano de arena. Sin embargo, por lo que se refiere a la salud, es cierto que existe una inmensa cantidad de información en todos los medios de comunicación, artículos en prensa, programas de radio y televisión, libros, etc., cosa que hace imposible asimilarlo y estar al día de todo, regímenes, remedios, suplementos, productos naturales curativos... Lo que sí se puede obtener de los libros y la información que nos llega en general es una orientación global de los principios fundamentales del cuidado personal de la salud, y también algunos remedios concretos y sencillos que pueden ayudarle a sentirse mejor y mejorar su nivel de vida.

Pero existe otro aspecto que es tan importante como cualquier consejo de salud. Tenemos que investigar nuestro mundo interior del mismo modo que nuestro mundo exterior. Si se concentra en aprender más sobre su yo íntimo, en descubrir y disfrutar de su cuerpo y su mente y en ser capaz de tomar conciencia de sus necesidades y expectativas íntimas, igual que el propietario de un coche que sabe cómo poner a punto el motor y presiente qué pieza falla cuando escucha un sonido peculiar, entonces comprenderá el valor que tiene conocer esas herramientas que nos ayudan a cuidar de nosotros mismos y de nuestra salud. El ajo, con sus amplias posibilidades de aplicación, su antigua tradición y su fiabilidad y seguridad, será sin duda su gran aliado.

Bibliografía

Libros sobre el ajo

Fulder, S. y Blackwood, J.; *Garlic, Nature's Original Remedy.* Rochester, VT: Healing Arts Press, 1993.

Koch, H. P. y Lawson, L. D.; *Garlic. The Science and Therapeutic Application of* Allium Sativum L. *and related Species.* Baltimore, MB: Williams and Wilkins, 1996.

Heinerman, J.; *El ajo y sus propiedades curativas.* Paidós, Barcelona, 1994.

Bibliografía científica de referencia

• *Química del ajo*

Block, E.; «The Chemistry of Garlic and Onions». *Scientific American,* 252, 94-97, 1985.

Brodnitz, M. H. et al.; «Flavor Components of Garlic Extract». *Journal of Agricultural Food Chemistry,* 19, 273-275, 1971.

Fenwick, G. R. y Hanley A. B.; «The Genus Allium». Partes 1-3, *Critical Reviews on Food Science*, Vols. 22 y 23, 199-271 y 273-377, 1986.

Lawson, L. D. y Hughes, B.; «Characterization of the Formation of allicin and Other Thiosulfinates from Garlic». *Planta Medica*, 58, 345-350, 1992.

Lawson, L. D.; «Bioactive Organosulfur Compounds of Garlic and Garlic Products: Role in Reducing Blood Lipids». En *Human Medicinal Agents from Plants* (Kinghorn, A. D. y Balandrin, M. F. , editores). Washington, D. C.: American Chemical Society Books, 1993.

- *Efectos del ajo en la circulación*

Apitz-Castro, R. y otros; «Ajoene, the Antiplatelet Principle of Garlic». *Thrombosis Research*, 42, 303-311, 1986.

Banerjee, A. K.; «Effect of Aqueous Extract of Garlic on Arterial Blood Pressure of Normotensive and Hypertensive Rats». *Artery*, 2, 369-373, 1976.

Bordia, A. y otros; «Effects of the Essential Oils of Garlic and Onion Alimentary Hyperlipidaemia». *Atherosclerosis*, 21, 15-19, 1975.

Bordia A. y Verma, S. K.; «Effect of the Garlic Feeding on Regression of Experimental Atherosclerosis in Rabbits». *Artery*, 7, 428-437, 1980

Bordia, A.; «Effect of the Garlic on Blood Lipids in Patients with Coronary Heart Disease». *American Journal of Clinical Nutrition*, 34, 200-203, 1981.

Chutani, S. K. y Bordia, A.; «The Effect of Fried Versus Raw Garlic on Fibrinolytic Activity in Man». *Atherosclerosis,* 38, 417-421, 1981.

De A Santos, O. S. y Grunwald, J.; «Effect of Garlic Powder Tablets on Blood Lipids and Blood Pressure: a Six Month, Placebo Controlled, Bouble-Blind Study». *British Journal of Clinical Research,* 4, 37-44, 1993.

Jain, A. K., Vargas, R., Gotzkowsky, S. y MacMahon, F. G.; «Can Garlic Reduce Levels of Serum Lipids? A Controlled Clinical Study». *American Journal of Medicine,* 94, 632-635, 1993.

Keynes, A.; «Winw, Garlic and CHD in Seven Countries». *Lancet,* 145-146, 1980.

Makheja, A. N. y otros; «Inhibition of Platelet Aggregation and Thromboxane Synhesis by Onion and Garlic». *Lancet,* 781, 1979.

Silagy, C. y Neil, A.; «Garlic as a Lipid-Lowering Agent: a Meta-Analysis». *Journal of the Royal College of Physicians,* 28, 39-45, 1994.

- *Efectos antiinfecciosos del ajo*

Davis, L. E. y otros; «Antifungal Activity in Human Cerebrospinal Fluid and Plasma after Intravenous Administration of *Allium sativum*». *Antimicrobial Agents and Chemotherapy,* 34, 651-653, 1990.

Moore, G. S. y Atkins, R. D.; «Fungicidal and Fungistatic Effects of an Aqueous Garlic extract on Medically Important Yeast-Like Fungi». *Mycologia,* 69, 341-348, 1997.

Rees, L. P. y otros; «A Quantitative Assessment of the Antimicrobial Activity of Garlic *(Allium sativum)*». *World Journal of Microbiology and Biotechnology*, 9, 303-307, 1993.

Warner, J.; «Garlic Wards Off Undead Bacteria». *New Scientist*, No. 5, 17, 1994.

• *La diabetes y el ajo*

Augusti, K. T.; «Studies on the Effects of Allicin (diallyl-disulphide-oxide) on Alloxan Diabetes». *Experientia*, 31, 1.263-1.265, 1975.

Chang, M. L. W. y Johnson, M. A.; «Effect of Garlic on Carbohydrate Metabolism and Lipid Synthesis in Rats». *Journal of Nutrition*, 110, 931-936, 1980.

Jain, R. C. y otros; «Hypoglycaemic Action of Onion and Garlic». *Lancet,* 1.491, 1973.

• *El ajo, la prevención de tumores y su efecto antitóxico*

Dorant, E. y otros; «Garlic and its Significance in the Prevention of Cancer in Humans, a Critical review». *British Journal of Cancer,* 67, 424-429, 1993.

Han, J.;«Highlights of the Cancer Chemoprevention Studies in China». *Preventive Medicine,* 22, 712-722, 1993.

Steinmetz, K. A. y otros; «Vegetables, Fruit, and Colon Cancer in the Iowa Women's Health Study». *American Journal of Epidemiology*, 139, 1-15, 1994.

Sundaraman, S. G. y Milner, J. A.; «Diallyl Disulfide in Garlic Oil Inhibits Both *in vitro* and *in vivo* Growth of Human Colon Tumor Cells». *FASEB Journal,* 9, A869, 1995.

Margovich, M. J.; «Inhibition of Gastrointestinal cancer by Organosulfur Compounds in Garlic». *Cancer Chemoprevention*, 195-203, 1992.

Eisberger, H. S. y Pensky, J.; «Tumor-Inhibiting Effects Derived from an Active Principle of Garlic *(Allium sativum)*». *Science*, 126, 1.112-1.114, 1957.

Índice

Agradecimientos 7

Prefacio 9

1. El potencial del ajo 17
2. Breve historia del ajo 29
3. Empezando a conocer el ajo 39
4. Comprender los trastornos cardiacos ... 49
5. El ajo, los trastornos cardiacos y el colesterol 67
6. Cómo «aclara» la sangre el ajo 87
7. El ajo, las dietas sanas y la salud cardiaca 99
8. Otras propiedades del ajo 135
9. Preparados y productos de ajo 149
10. Conclusión 167

Bibliografía 181

Otros libros de la colección Básicos de la salud

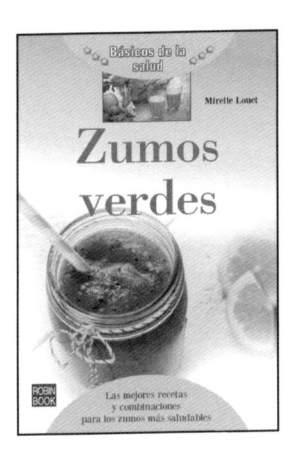

Zumos verdes

Mireille Louet

Los zumos verdes, ricos en vitaminas y antioxidantes, son la estrella de la nutrición en estos días. Su popularidad ha ido en aumento por ser la rutina diaria de las *celebrities* de Hollywood, que cuelgan sus recetas en las redes sociales y que han hecho que las personas que tienen una predisposición por la vida saludable hagan suyas las bondades de estos ricos alimentos.

Este libro presenta casi un centenar de propuestas organizadas entre zumos para dar equilibrio, para dar energía, medicinales, afrodisíacos o simplemente para tener una piel más radiante y luminosa.

La combinación de los alimentos

Tim Spong y Vicki Peterson

Los efectos de la dieta sobre nuestra salud son, desde hace algún tiempo, objeto de importantes investigaciones científicas. Las recomendaciones actuales son reducir las grasas de origen animal y, sobre todo, aumentar el consumo de frutas y hortalizas frescas en nuestra alimentación. A ello, los investigadores más avanzados, como los autores de este libro, añaden los beneficios adicionales de una dieta basada en la correcta combinación de los alimentos. Las bases de esta dieta son no consumir proteínas y féculas en una misma comida, tomar más alimentos alcalinos que ácidos e ingerir la fruta sola o con otros alimentos compatibles.

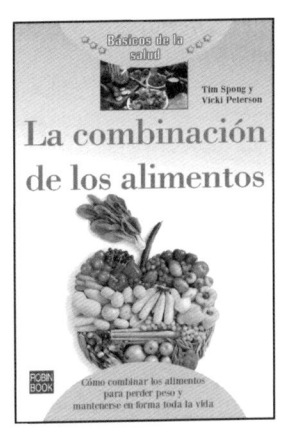

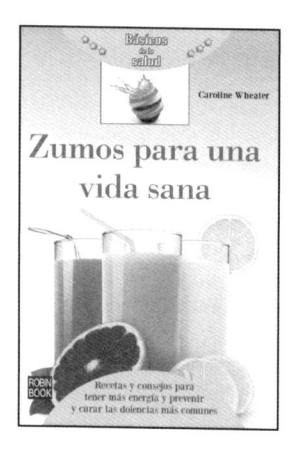

Zumos para una vida sana
Caroline Wheater

A menudo recurrimos a los fármacos para añadir a nuestra dieta un suplemento extra de vitaminas y minerales. Sin embargo, la propia naturaleza ha puesto a tu alcance una forma mucho más apetecible de cuidar tu salud: los zumos frescos de frutas y verduras. Unos cuantos vasos al día suponen un aporte inestimable de nutrientes esenciales que te ayudarán a desintoxicar y equilibrar el organismo. Este libro no sólo te propone incorporar a tu rutina diaria la preparación de zumos frescos, sino también te enseñará a elegir los más adecuados para cada ocasión.

El libro del vinagre de manzana
Margot Hellmiß

Esta guía, de inestimable valor para todos los interesados en la medicina natural tradicional, desvela el gran abanico de características del vinagre de manzana. A sus propiedades medicinales como tónico, antiséptico y desinfectante une interesantes cualidades que pueden aplicarse al campo de la cosmética, de la limpieza del hogar y de la cocina. Un manual de uso imprescindible para conocer las particularidades de este antiquísimo producto, consejos prácticos para su elaboración y numerosas recetas con el vinagre como base de aliño.

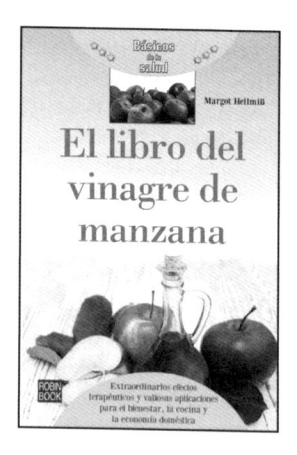

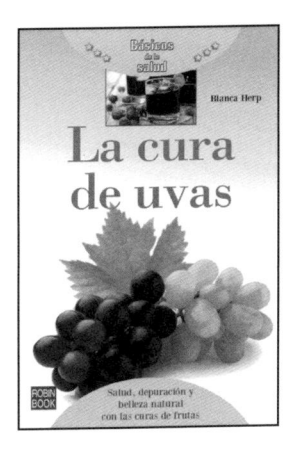

La cura de uvas
Blanca Herp

La cura de uvas es un excelente método depurativo practicado en todo el mundo tanto por parte de enfermos, que experimentan curaciones espectaculares, como por personas sanas que quieren beneficiarse de una dieta desintoxicante unos días al año. Y es que las posibilidades de curación de la uva son enormes. El llamado por algunos «alimento-medicina» tiene un espectro de acción muy amplio: es antiinflamatorio, destruye determinadas células cancerosas, combate los trastornos de la tiroides, impide la caída del pelo, cura las anemias o regenera tejidos necrosados, entre una larga lista de remedios.

Colección Esenciales

Plantas medicinales
Frédéric Clery

Desde siempre, el ser humano ha empleado las plantas como remedio para tratar sus enfermedades, ya que tienen la capacidad de curar de una manera natural, no agresiva, lejos de la toxicidad y de los efectos secundarios de algunos medicamentos. Sus múltiples propiedades nos incitan a investigar sobre ellas y por tanto a ser proactivos con nuestra salud. Este libro, presentado de una manera original, nos muestra qué plantas debemos tener en nuestro botiquín para tratar las dolencias más comunes, destacando las propiedades medicinales de cada una de ellas. Estimular la mente, aliviar la artritis, mejorar el funcionamiento del corazón, reducir el estrés y otros problemas de salud se pueden ver beneficiados por la magia de las plantas medicinales.

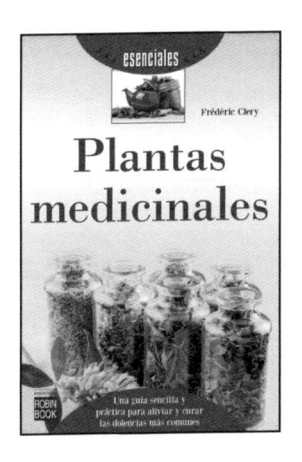

Títulos de la colección Esenciales:

Los puntos que curan - *Susan Wei*

Los chakras - *Helen Moore*

Grafología - *Helena Galiana*

El yoga curativo - *Iris White y Roger Colson*

Medicina china práctica - *Susan Wei*

Reiki - *Rose Neuman*

Mandalas - *Peter Redlock*

Kundalini yoga - *Ranjiv Nell*

Curación con la energía - *Nicole Looper*

Reflexología - *Kay Birdwhistle*

El poder curativo de los colores - *Alan Sloan*

Tantra - *Fei Wang*

Tai Chi - *Zhang Yutang*

PNL - *Clara Redford*

Ho' oponopono - *Inhoa Makani*

Feng Shui - *Angelina Shepard*

Flores de Bach - *Geraldine Morrison*

Pilates - *Sarah Woodward*

Relajación - *Lucile Favre*

Masaje - *Corinne Regnault*

Aromaterapia - *Cloé Béringer*

Ayurveda - *Thérèse Bernard*

Plantas Medicinales - *Frédéric Clery*

Bioenergética - *Eva Dunn*

El poder curativo de los cristales - *Eric Fourneau*

Hidroterapia - *Sébastien Hinault*

Zen - *Hikari Kiyoshi*

Stretching - *Béatrice Lassarre*